不妊ストレスにさようなら

幸せな妊娠力を高めるマインド・ボディ・テクニック

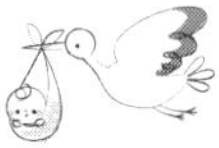

バーバラ・ブリッツァー ✣ 著

久保春海 ✣ 監修

中里京子 ✣ 訳

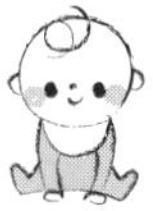

創元社

❖ 献辞 ❖

赤ちゃんを抱くために頑張っているすべての人たち、
とりわけ、わたしのすばらしいクライアントのみなさんに
本書を捧げます。
こうした人たちが率直な話を聞かせてくださったおかげで、
本書を産むことができました。

監修のことば

生殖障害に対する医療的介入は不妊治療と呼ばれ、1978年に初めて体外受精児が誕生して以来、生殖に対する人為的介入法（生殖補助医療…ＡＲＴ）の発達は目覚ましいものがあります。しかし、不妊症は不妊であるがゆえに、生殖という基本的欲求に対する不満から不妊ストレスが加わりやすい。不妊状態が長期化すればするほど、強くストレスを感じるようになり不妊状態はますます複雑なものとなります。不妊期間が長期化するほど、「先の見えないトンネルをずっと歩き続けるようなものである」とよく言われるように、難治性不妊では患者カップルにとってさまざまな不妊ストレスが生じます。わが国でも生殖医療専門臨床心理士や生殖医療相談士による不妊カップルに対するカウンセリングや心理療法が行われていますが、メンタルとフィジカルの両面から相関性を検討して不妊診療に役立てようとする試みは皆無であります。本書で著者が述べているように、健康的で妊娠しやすいライフスタイルを選択し、マインド・ボディ・テクニックと情緒面でのサポートを組み合わせれば、身体と心のバランスが整い妊娠／出産のチャンスが高まるであろうと考えられます。本書により不妊に悩む女性が一人でも多く救われることを願っています。

渋谷橋レディースクリニック
久保春海

訳者まえがき

本書は、不妊に悩む女性のために書かれた本です。不妊治療に関する本はたくさんありますが、赤ちゃんができないことにまつわる不安、フラストレーション、苦しみ、人間関係のひずみなどの対処のしかたについてまで科学的な根拠に基づく解決策を提供している点で、本書はまさに他に類を見ないものです。不妊治療の概要がわかるだけでなく、**つらい不妊のストレスを軽減し、前向きに日々をおくる力、そして心の癒しまで手にすることができる**でしょう。なにより、この本を読んでテクニックを実践すれば、妊娠能力が高まる可能性が大いにあります。マインド・ボディ・テクニックという言葉は聞きなれないかもしれませんが、心とからだの双方に働きかけて健康を図るテクニックで、近年ますます評価されるようになってきた認知行動療法やマインドフルネス療法に基づいています。著者は、不妊女性や不妊カップルのセラピーにこうした最新のテクニックを取り入れたパイオニア。そのセラピーを日本で受けることはできないものの、エッセンスは本書でじゅうぶんに独習できます。

本書はワークブックの構成をとっています。つまり、読んで知識を得ることに加えて、自らエクササイズを行えば、効果を自分のものにできるように図られています。ぜひ、お気に入りのノートを用意し、エクササイズを行って、その結果を書き記してください。また、創元社のホームページからも、書き込み用のワークシートがダウンロードできます。

日本の不妊治療にまつわる状況は、ここ数年、刻々と変化しています。２０１３年には日本生殖医学会が、健康な未婚女性による卵子の凍結保存を認める指針をまとめましたし、２０１４年には日本産科婦人科学会が、体外受精の治療対象を事実婚のカップルにも広げる方針を固めました。また、卵子提供による非配偶者間体外受精も一部で着実に増加しており、代理出産についても、自民党議員有志からなるプロジェクトチームが法整備を目指して動き出しています。本書はアメリカの事情に基づいて執筆されていますが、日本と異なる箇所については訳注を付しました。日本でのさまざまな情報源を巻末資料にまとめましたので、参考にしていただけましたら幸いです。

本書の刊行につきましては、創元社編集部の紫藤崇代さんに大変お世話になりました。長いこと二人で温めていた、不妊関係の良書を世に出したいとの願いが叶い、嬉しく思っております。また、本書の監修をお引き受けくださった東邦大学医学部名誉教授、日本生殖医療心理カウンセリング学会名誉理事長、ＮＰＯ法人日本不妊予防協会理事長、渋谷橋レディースクリニック院長の久保春海先生、不妊治療を施して二人の息子を授けてくださった元日本大学医学部教授、新宿ＡＲＴクリニック院長の長田尚夫先生、お世話になっている新橋夢クリニック院長の寺元章吉先生に、この場をお借りして御礼申し上げます。本書が読者のみなさまのお役に立つよう心から願っております。

平成26年　実り多き秋に

中里京子

目次

序文

不妊の克服にはストレスがつきものです。わたしは不妊治療専門医として、患者さんたちがストレスの影響を大きくこうむる様子を目の当たりにしてきました。患者さんたちは一度にいくつも物事をこなすスキルを身に付けなければなりません。プライベートな生活や社会人としての生活を送りながら、不妊治療と取り組まなければならないからです。

患者さんたちは、不妊治療の一環として、カウンセリングや支持的精神療法（訳注／疾患やその治療にまつわる精神的ストレスを緩和するセラピー）を受けるようにとよく勧められます。こうした治療には鍼《はり》治療などの心身一体的な健康アプローチも含まれます。そういった患者さんたちにとって本書は、つらい不妊症に取り組む力を付けてくれる頼もしいツールになるでしょう。

著者のバーバラ・ブリッツァーは、困難な不妊治療を受けながらふつうの暮らしを営まなければならない女性たちの立場をよく理解しており、とても読みやすい構成で本書を執筆しています。ストレスを管理し、未知の出来事がもたらす不安に取り組むには、不安のプロセスを理解することが重要です。各セクションのあとに設けられたエクササイズを行えば、不安をやわらげストレスをコントロールするテクニックを、順を追って身に付けることができるでしょう。

ストレスを軽減するどんなプログラムでも、まず行うのは、ストレス因子の見きわめです。充分な研究に基づいて執筆された本書では、こうしたストレス因子を特定する手段が提供され、そのあと、個々のストレス対処方法が示されます。本書はまた、よくある不妊原因とその治療を、やさしい言葉で説明しています。読者の方は、自分が妊娠しにくい理由や、とりうる選択肢について、よりよく理解できるようになるでしょう。

本書は、組織だった対話式の構成になっており、患者さんが自信を取り戻し、ストレスを軽減するための心細やかで思慮深く実用的なヒントに満ちています。いわば「**すぐに呼び出せるカウンセラー**」の役目を果たしてくれるにちがいありません。不妊と取り組む読者の方々にとって、道を照らしてくれる貴重な情報源、そして心を豊かにしてくれるよりどころになるものと確信しています。

米国産科婦人科学会フェロー
コロンビア・ファーティリティー・アソシエーツ
ラファット・A・アバシ（医師）

謝辞

本書の執筆中に支援と励ましを寄せ続けてくれた家族に感謝します。とりわけ深夜や週末にまでおよんだ執筆作業の影響を直接こうむった夫には心より感謝しています。また次の各氏を含め、執筆作業に直接かかわってくださったすべての方に御礼申し上げます――企画提案の段階で支援してくださったクリサリス・エディトリアル社のハータ・フィーリー氏、執筆段階で多大な貢献をしてくださったニュー・ハービンジャー社のすばらしい編集者ジェス・オブライアン氏とジェス・ビーブ氏、原稿整理編集者のブレイディ・カーン氏。さらに、肝心なときに出版の専門知識を授けてくれた親友のナンシー・フェレステン氏、原稿を読みアドバイスしてくれた友人で恩師のアン・ラッド氏、医学情報と支援を寄せてくれたコロンビア・ファーティリティー・アソシエーツのラファット・アバシ医師、そして何より、不妊治療に果たすマインド・ボディ・テクニックの効果について革新的な研究を手がけられたアリス・ドマー氏に感謝を捧げます。

はじめに

本書を手にとられた方には、妊娠に関する心配事がおそらくおありでしょう。8組のカップルのうちの1組（訳注／日本では6組に1組と言われています）のように、なかなか赤ちゃんができないと悩んでいるのかもしれませんし、子づくりを決めてからまだ日が浅いものの、ほんとうに妊娠できるかどうか不安になっている方もいるでしょう。妊娠の見込みについて医師からショックな話を聞かされた方や、現在受けている不妊治療の効果に疑問を抱いている方もいるかと思います。たとえ状況がどのようなものであれ、おそらくあなたは、妊娠のチャンスを高めることに興味があるに違いありません。本書はまさに、そんなあなたのための本です。

わたしは長年にわたって、女性や夫婦のカウンセリングやセラピーを手がけてきました。そのなかで、不妊症が（それどころか、不妊症なのではないかという単なる心配や不安までもが）日々の暮らしのすみずみに影響をおよぼすために、人生のほかの面に注意を向けられなくなったり、前向きな気分で暮らせなくなったり、計画を立てたり物事を決断するのがむずかしくなったりしてしまう人々をたくさん見てきました。また、情緒的なストレスや気分の落ちこみが不妊治療に悪影響を与える様子も目の当たりにしてきました。ハーバード大学が行った、不妊女性を対象とした研究では、医学的治療だけを受けた人の1年以内の妊娠率が20パーセントだったところ、心身のストレスを緩和するマインド・ボディ・プログラムを完了した女性では55パーセントに、そしてサポートグループに参加した女性では54パーセントに向上したという結果が示されています[15]（訳注／本文中の文献番号は、巻末「引用および参考文献」に対応しています）。もっと最近の例では、アメリカの有名な不妊治療センター「ボストンＩＶＦ」が行った研究があります。この研究は、２回目の体外受精周期の前または最中にストレス管理プログラムに参加した女性を調べたもので、参加した女性の妊娠率は、プログラムに参加しなかった女性に比べて、１６０パーセントも向上していました[16]。不妊の問題が特にない女性を対象に行った研究でも、ストレスレベルが高いことを示す、唾液に含まれる酵素「αアミラーゼ」が上昇していた女性では、そうでない人より妊娠に時間がかかったことが示されています[9]。ストレスレベルの高さと妊娠率の低さの関連性を示す研究は他にもあります[18]。

妊娠とストレスの関連にかかわる研究は現在も行われており、さらに詳しい解明が待たれるところですが、高いレベルの情緒的な悩みが妊娠に影響をおよぼすことを色濃く示す指標は確かに存在します。つまり**自分の感情がコントロールできれば、妊娠のチャンスが高まる可能性がある**のです。健康的で妊娠しやすいライフスタイルを選び、それにマインド・ボディ・テクニックと情緒面でのサポートを組み合わせれば、からだと心のバランスが整い、妊娠のチャンスが高くなります。

本書では、グループや個人を対象にわたしが指導してきたマインド・ボディ・テクニックを体系的に身に付けられるように配慮しました。プログラムに参加するための費用も必要ありませんし、毎週決まった時間に出かける必要もありません。ご自分の状況に適した方法で、自宅にいながら学ぶことができます。自分自身をよりよく知る力を手にすれば、不妊の問題が関わっているかいないかにかかわらず、不安や気分の落ち込みがやわらぎます。本書で紹介するテクニック——呼吸法、イメージ法、思考法、マインドフルネス、ジャーナリング（訳注／日記や記録をつけるテクニック）、瞑想、からだとつながる方法、コミュニケーションを向上させるテクニック——は、みなストレス軽減に役立ち、あなたをより落ち着いてバランスのとれた人にしてくれます。そして何より、妊娠のチャンスを高めてくれるはずです。

この本は、あなたの個人的なコーチ、ガイド、そして相談相手になれるようにデザインされています。

各章には、実用的な情報に加えて、希望やインスピレーションが湧いてくる実話が盛りこまれています。それぞれのエクササイズは、あなたと同じような状況を経験した多くの女性を手がけてきたわたしの経験に基づき、不妊に悩む女性に役立つように工夫しました。マインド・ボディ・テクニックは実践し続けるのがむずかしい場合があるので、それぞれのテクニックを覚えるたびに（そして困難に直面するたびに）、あきらめてしまうようなことがないよう、あなたをサポートしてゆきます。

妊娠までの道のりを進むあいだ、ぜひ何度でも本書に立ち戻り、エクササイズで紹介するマインド・ボディ・テクニックを必要に応じて繰り返し実践してください。内に秘めた力と前向きな姿勢というものは筋肉と同じように鍛えることが必要で、継続して練習すればするほど強くすることができます。さらに、本書で身に付けるテクニックは、妊娠しようとしている今だけでなく、たとえ人生がどのような方向に展開しようとも、必ずあなたを支えてくれるでしょう。

もしかしたらあなたは、ご家族や友人が、不妊に関するあなたの不安を理解してくれないと感じていませんか？　口に出された何気ない言葉に傷ついたり、孤独な思いをしたりすることがありませんか？　また、自分の気持ちは、たいしたことではないし個人的なことだから、他人に打ち明けることなどできないと思っていませんか？　本書のエクササイズを行って、あなた自身、あなたの置かれた状況、そしてあなたが感じていることに思いを馳せましょう。答えはノートを作って書きこんでください。そうしたノートは、あなたが思いを打ち明けられる相手、信頼できる相手になるだけでなく、あとで振り返って進捗状況を確かめるための記録データにもなります。

各章にある「コントロール力を身に付ける」と名付けたセクションでは、特定のマインド・ボディ・テクニックを、順を追って詳しく説明します。個々のテクニックは各章のテーマと連動していますが、ひとたび身に付けてしまえば、人生のあらゆる局面で役に立つスキルです。本書ではまた、多岐にわたる不妊症関連のトピックを扱っています。そのため、関心がある章とない章があるかもしれませんが、そんなときは、どうぞご自由に、その日のニーズによって読みたい章を選んでください。

わたしはセラピーを行うなかで、それまで苦しんでいた女性が、マインド・ボディ・テクニックによって救われる姿を何度も目にしてきました。絶望の淵に立っていた女性が、夢をかなえて喜びに満たされる姿も、そしてときには、妊娠は不可能だと思っていた女性が奇跡的に赤ちゃんを手にする姿も見てきました。そんなときには、科学はあらゆる答えを握っているわけではないと実感します。赤ちゃんを手にするためのあなたの努力の結果がどのようなものになるかは予想できないものの、**マインド・ボディ・テクニックを実践すれば、より心が穏やかになり、より集中して物事を明晰に考えられるようになる**ことについては自信を持って保証します。

ある女性がわたしに言いました。「赤ちゃんがほしくてあなたのところに来たのだけれど、赤ちゃんだけでなく、自分自身まで取り戻すことができたわ」と。本書を読み、エクササイズを実践することによって、あなたもぜひ、より穏やかでより鍛えられたご自分を手にしてください。あなたにママになってもらう日を待ち望んでいる赤ちゃんのためにも！

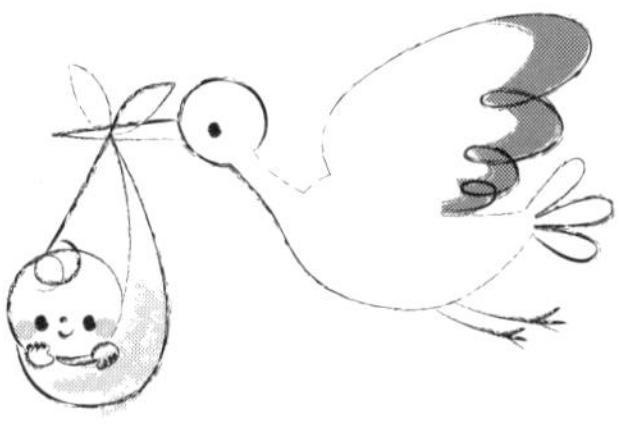

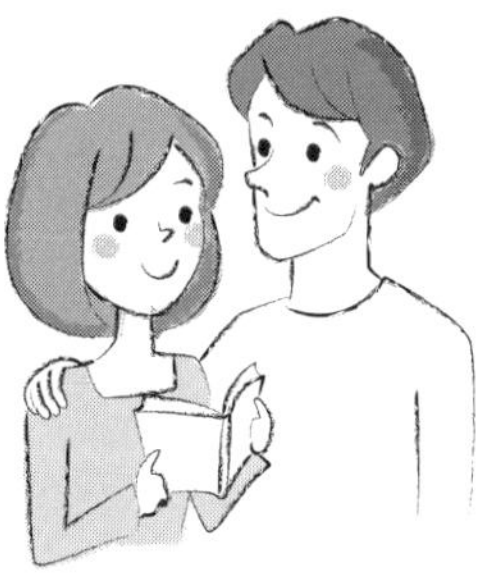

第1章 心《マインド》とからだ《ボディ》の結びつき

長いあいだ西洋の医療では心とからだを切り離して考え、思考や感情が身体的なプロセスに与える影響を過小評価してきました。けれども心とからだの緊密な結びつきがいよいよ明らかになってきた近年では、こうした考えは改められつつあります。今では医師が、健康に欠かせない要素として、ストレスを軽減するためのカウンセリングを患者に勧めることも少なくありません。ストレスに影響されることが判明している不妊症では、とくにこのことが当てはまります。不妊の問題が心配から来ていようが、すでにわかっている医学的問題から来ていようが、あるいは原因不明のものであろうが、不妊という状況がストレスをつのらせることには変わりなく、妊娠するためにストレスを軽減し心の平穏を手にしたほうがよいことは言うまでもありません。

ストレス 対 マインド・ボディ・テクニック

ストレスと不妊症の関係は複雑で、まだすべてが解明されたわけではありませんが、基本的なことを押さえておけば、妊娠するために自分がやっていることは有益な取り組みであり、科学的な根拠に基づいていると自信が持てるようになるでしょう。つきつめて言うと、妊娠して赤ちゃんをお腹の中で育てるには、ホルモンが正しく働くことが必要です。卵子の発育にはエストロゲンが、胚が子宮内に着床するにはプロゲステロンが欠かせません。

脅威を感じると（激しいストレスにさらされると）、わたしたちのからだはとっさに「闘争・逃走反応」と呼ばれる行動をとります。この反応は、かつて迫りくるマンモスから逃げるわたしたちの祖先を救っていました。闘争・逃走反応が引き起こされると、身体の生存のために必要なあらゆる資源が集結します。呼吸は早くなり、ストレスホルモンが放出されて、すばやく力強く行動できるようになります。一方、目の前の死活問題に関係のない機能は棚の奥に置かれてしまいます。消化機能はシャットダウンされ、血管は収縮し、生殖ホルモンの血中濃度も低下します。

それでも、グッドニュースがあります。というのは、マインド・ボディ・テクニックを実践すれば、闘争・逃走反応とは真逆の反応である「リラクセーション反応」を引き起こすことができるのです。リラクセーション反応は心とからだのバランスをふたたび整え、心の平穏の感覚と、よりよい健康をもたらしてくれます。[6]今では瞑想や他のマインド・ボディ・テクニックには、遺伝子パターンに変化を引き起こす力さえあることがわかっています。[7]さらに、こうしたテクニックは、ストレスが軽減して心の平穏が向上したときの脳の構造と機能の状態をもたらすことができることを示す証拠もあります。[33,5]マインド・ボディ・テクニックを実践した不妊症の患者は、そうしたグループへの参加から1年経ったあとでも、実践しなかった患者に比べて、感情的なバランスがよりよくとれているという臨床研究の所見がありますが[15]、こうした身体の変化はみな、この研究所見を裏付けています。

本章では、からだと心の橋渡しをしてリラクセーション反応を引き出す2種類のテクニックを使って、ストレスのレベルをコントロールする方法を学んでいきます。これらのテクニック――「腹式呼吸」と「イメージ法」――は、簡単でありながら、ストレスを軽減してくれる強力な手段です。

呼吸法でストレスが軽減できるわけ……

ふつう呼吸は、意識せずに行われています。からだを動かしたり、ストレスがつのる状況で呼吸が速くなったりすると、息をしていることに気づくかもしれませんが、通常、呼吸は無意識のうちに行われます。実のところ呼吸は、血圧、ホルモンの分泌、瞳孔の散大など、無意識のうちにコントロールされている体内活動を司る「自律神経系」の一部です。

自律神経系はストレス反応も制御します。自律神経系は「交感神経系」と「副交感神経系」というふたつの神経系からなります。交感神経系は低いレベルで常に働いていますが、ストレスが嵩じるとフル回転して、闘争・逃走反応を引き起こします。一方、副交感神経系は、からだが休んでいる状態のときに、より活性化します。

呼吸のおもしろいところは、自律神経系でありながら、自分でコントロールしたり、影響を与えたりできることです。そのため、呼吸方法を意識して変えれば、精神状態も変えることができます。感情と呼吸は双方向の関係にあると考えたらよいでしょう。呼吸のパターンや速さや深さが思考や感情に自動的に反応するのと同じように、思考や感情も意識的な深い呼吸に反応して変化します。精神的にリラックスすれば、呼吸パターンはリラックスし、呼吸がリラックスしたものになれば、心とからだもリラックスできます。内分泌系（ホルモンのシステム）も自律神経系の一部であるため、自律神経系の副交感系を活性化することにより――つまりリラックス反応を引き起こすことにより――ホルモン分泌に影響を与えることができると考えるのは、道理にかなっていると言えるでしょう。マインド・ボディ・テクニックに基づく不妊治療グループに参加した人の妊娠率が高い理由のひとつも、そこにあるのかもしれません。

呼吸法とイメージ法を実践すれば、からだがこうむっているストレスの影響を軽減できます。これから紹介するエクササイズを実際に行って、変化を感じとってください。これらのテクニックにより、心とからだは安らぎを得て、リラックスできるようになるでしょう。

コントロール力を身に付ける――腹式呼吸とイメージ法

呼吸のしかたは感情を左右し、感情は呼吸のしかたを左右します。ストレスを感じると闘争・逃走反応が作動し、精神的に苦しい状態を反映して、呼吸はとても浅くなります。そうなると、肺の一番下の部分である下葉《かよう》にまで酸素が行き届かなくなってしまいます。真の不安にさいなまれたときには、息をするのがむずかしくなったり、不安感をなだめるために息を止めたりすることがあるでしょう。また、パニックにおそわれた人は息を整えるのが困難になり、心臓発作が起きるのではないか、死にかけているのではないか、と不安になることもあります。腹式呼吸はこうした症状を改善して、からだをリラックスした状態に戻してくれます。

とはいえ、腹式呼吸は自然には生じません――少なくとも人間の大人の場合には。赤ちゃんやイヌやネコが呼吸しているところを見たことがある方は、息をするたびにお腹がふくらんだりしぼんだりすることに気づいたかもしれません。これは、リラックスしているときに生じる呼吸方法で、肺が広がり、横隔膜《おうかくまく》が下がってお腹が風船のようにふくらむために起こります。腹式呼吸は、日常の生活で歩きまわるときに使われるような呼吸方法ではありませんが、ストレスを緩和するテクニックとしては欠くことのできない呼吸法です。

それではまず、居心地よく感じられて、邪魔の入らない場所を探すことからマインド・ボディ・テクニックの練習を始めましょう。心の安らぎが得られる聖域のような場所にできる静かな場所を見つけてください。

エクササイズ

腹式呼吸

腹式呼吸は、むずかしくはありません。一番簡単に身に付けられる方法は自分の呼吸のしかたを観察することです。

静かな場所で座るか、仰向けに寝て、息をしている部位に神経を集中させてください。鼻、胸、もしかしたら、肺の反対側の背中でも息をしていると感じられるかもしれません。でもたいていの人は浅い呼吸をしていて、息は鼻と胸で感じられることがほとんどです。

次に、お腹に両手を当てましょう。そして、息を深く吸って肺を満杯にしてください。あなたは呼吸を意識的に行うことになりますが、ストレスをかけたり、無理やりやったりはしないでください。呼吸が自然に楽なリズムになるようにしましょう。より深く呼吸するようになるにつれ、呼吸の速度もゆっくりしてくるのがわかると思います。息を吸うときに肺が拡張して横隔膜が押し下げられ、お腹に載せた両手が上がります。そして息を吐くにつれて横隔膜が元の位置に戻り、お腹にあてた両手が下がるのがわかるでしょう。これだけわかれば、腹式呼吸はもうマスターできたも同然です！

深く息を吸いながら、感じ方がどう変わるか注意してください。このエクササイズを行うと気分がリラックスし、その効果は一日中持続するはずです。

もう充分だと思えたら、ふだんの呼吸法に戻りましょう。


腹式呼吸は毎日実行しましょう。一日のあいだ、少しずつ何回かに分けて行ってもかまいません。アラームなどを使って、腹式呼吸を数分間練習する時間を、自分に思い出させるのもいいアイデアです。

練習を重ねれば、ストレスがつのったときに自分がどのような呼吸をしているのかがわかるようになり、リラックスを促す腹式呼吸が行えるようになるでしょう。規則的に腹式呼吸の練習を行う時間をとるのもよい考えです。まずは数分間から始めて、1回につき10分間、望ましくは20分間、1日に1、2回実行するようにしましょう。心地よい音楽をかけながらやるのも効果があります。

呼吸しているということは生きているということです。人生は最初の呼吸から始まり、最期の呼吸で終わります。生まれたときからやり方を知っていることがあるとすれば、それは息をすることでしょう。とはいえ、腹式呼吸について見てきたように、自律的な機能である呼吸のしかたを変えようと意識的に努めれば、リラクセーションという望ましい結果を手にすることができるのです。

✣ イメージ法によるストレスの軽減

心の中のイメージは主に無意識のうちに湧きあがってくるものです。過去や将来の出来事を想像するたびに、あなたの心の中にイメージが浮かび上がってきます。それは目に見える形で表されたものかもしれませんし、触ったり、嗅いだり、聞いたり、味わったりする感覚の形をとって湧き上がってくるものかもしれません。呼吸法と同じように、イメージ法も意識的にコントロールすれば、強力なリラクセーション手段になりえます。

絵や風景を想像するのが苦手だからと尻ごみする必要はありません。イメージ法は、視覚だけでなく、触覚、聴覚、嗅覚、味覚といった五感のどれを使っても行うことができます。イメージ法にはあらゆる感覚が使えるのです。

心の中のイメージは、呼吸法と同じように強力なコネクターです。呼吸法もイメージ法も、ボディ（からだ）とマインド（思考・感情）とスピリット（魂・霊）を橋渡しするものだと考えることができます。このふたつの方法は、無意識と意識とを結び付けて、重要な機能がコントロールできるようにします。イメージ法はよく無意識の言葉だと言われます。ちょうど呼吸が、心の状態に反応する一方で心の状態に作用するという双方向の機能を持っているのと同じように、心の中のイメージも無意識の状態を表現する一方で、無意識の状態に話しかけることができるのです。心の中のイメージを使えば、通常の思考形態ではできない方法で、あなたの心とからだの状態を変えることができます。イメージ法は強力なスキルで、必ずあなたに恩恵をもたらしてくれることでしょう。

次に紹介するエクササイズは、自分が安全であるという感覚と、力強くバランスのとれた感覚が持てるように促し、リラクセーション反応を引き出す手助けをしてくれます。このイメージ法を行えば、飛行機代も払わず、仕事の休みもとらず、不妊治療を中断することも、日々の生活を邪魔されることもなく、ストレスからのミニ休暇が手にできるでしょう！

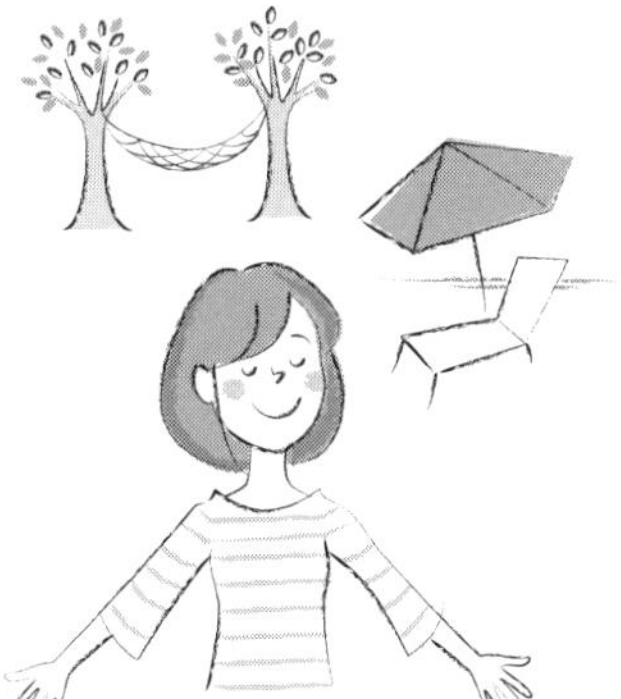

エクササイズ

安全な場所をイメージする

邪魔が入らない、静かで居心地のよい場所を思い浮かべましょう。呼吸を意識し、現在の瞬間に集中していくにつれ、その日の心配事を忘却のかなたに去らせていきます。まずは数回、深い腹式呼吸を行います。息を吐くたびに雑念を払ってリラックスしましょう。からだの外側は椅子やソファや床に、からだの内側は呼吸に支えられていると感じてください。息をする喜びを感じましょう。吸う息は滋養を、吐く息は癒しをもたらしてくれます。雑念を手放して落ち着きましょう。

リラックスのレベルと心の平安のレベルが高まってきたら、あなたにとって安全で居心地のよい場所を思い浮かべましょう。実際に行ったり見たりしたことがある場所でもかまいませんし、本で読んだり、映画で見たり、夢で訪れた場所でもかまいません。あなたにとっての安全な場所とは、エキゾチックな楽園の砂浜かもしれませんし、ご自分の居間かもしれません。どんな場所でも、安全で居心地がよいと感じられ、完全にくつろげる場所ならかまいません。2か所以上の場所が浮かんだとしてもだいじょうぶです。どちらかを意識的に選んでもかまいませんし、どちらかがしっくり感じられるまで待ってもいいでしょう。安全な場所が浮かんでこなかったら、そんな場所にしたいと思うところを思い浮かべてください。そこはあなただけの場所です。そこに一人でいてもかまいませんし、誰かを同伴したり好きなものを持ち込んだりしてもかまいません。もちろん、誰かや何かを、そこから閉め出すのも自由です！

さて安全な場所に落ち着いたら、周囲を見回しましょう。目に入るものすべてについて、形や色や質感を心に留めてください。充分に時間を割いて目につくものをすべて観察したら、次に音に意識を向けましょう。はっきり聞こえる音を聞き取ったあと、より繊細な音を聞き取ってください。

この安全な場所が居心地よく感じられるようになったら、身を包む空気に意識を向け、肌に触れる感触を感じ取りましょう。それは温かいですか？　それともひんやりしていますか？　乾いた空気ですか？　それとも湿っていますか？　周囲とからだとの接点にどんな感覚が生じているか意識しましょう。周囲の静けさや動きの感触を感じ取り、空気に含まれる香りに気づいて、それを吸い込み、そうすることによって、安全な場所にいることをさらに深く感じ取りましょう。

次に、五感すべてを使って、安全な場所にいる感覚を感じ取ってください。その場所で、時間をとってしばらくリラックスしましょう。もう充分だと思えたら、何度か深呼吸をして、のびをし、からだを動かします。そして自分のペースで、ゆっくりと慌てないで目を開き、現在の瞬間に立ち戻りましょう。その際には、安全な場所で経験したポジティブなことをすべて現在の瞬間に持ち込んでください。そこは、1呼吸分しか離れていないこと、そしていつでも望んだときに、戻れることを忘れないでください。

安全な場所のイメージから得た経験について考え、ノートに書き留めましょう。

このエクササイズは、頻繁に行いましょう。安全な場所が毎回同じでなくてもかまいません。**何か苦しい思いにさいなまれたときに、行くことができる安全な場所があるとわかっていればいいのです。**このテクニックは練習すればするほど、そこに行くたび、すぐに良い気分になれるようになります。


安全だと感じられることに加えて、力強い自分を手にし、物事の全体像が把握できるようになったらどんなにいいでしょう。想像力を働かせれば、山になったように力強く感じることもできます。

エクササイズ
山のイメージ

静かな場所を探し、腹式呼吸を行い、からだの緊張を解いて、リラックスしましょう。

これから山になった自分を感じ取ります。どんなタイプの山でもかまいません。土台が地面に接するのを感じ取りましょう。山の高さを意識し、深さと堅固さを感じ取りましょう。

また、斜面を意識し、地中深く達し、空高くそびえるさまも経験してください。あなたは樹木や草に覆われた山かもしれませんし、ごつごつした岩山かもしれません。斜面と深さと高さを一度に感じ取って、季節に意識を向けましょう。木々の梢に葉が繁っていますか？ それとも枝に雪がふり積もっていますか。もしかしたらあなたはとても高い山で、頂上は雪を頂き、ふもとは暖かな日差しを楽しんでいるかもしれません。

あなたがそこに非常に長い間存在してきたことに思いを馳せましょう。あなたは季節がめぐるさまを、何度も何度も目にしてきました。鳥の声が聞こえます。木の芽が芽吹いています。季節がめぐるにつれ、この葉もやがて色づき、散りゆくことでしょう。あらゆるものは季節とともにうつろいます。今までもずっとそうでしたし、これからもずっとそうでしょう。季節が変わるにつれて幾度となく姿が変わる様子を観察してください。次に、山としての自分の存在に思いを馳せましょう。自分のどっしりとした堅固さを感じ取ってください。自分の深さ、力、頑丈さ、高さを感じ取りましょう。あなたはこれまで、あらゆる変化を耐え抜いてきました。そして今後も力強く穏やかな山としてとどまります。

もう充分だと思えたら、現在の瞬間に立ち戻りましょう。何度か深呼吸をして、のびをし、からだを動かし、目を開けてください。山のイメージを使った経験に思いを馳せましょう。エクササイズを終えたあと、どう感じましたか？ 絵や文を使って感想をノートに書き留めてください。

このエクササイズも、頻繁に行うことをお勧めします。時間が経つうちに、山のイメージや、山の形が変わってくるかもしれませんが、なだらかな山だろうが、とがった山だろうが、かまいません。大事なのは、自分の心のなかに安全で安定したイメージが宿せるようになることです。

安全な場所のイメージと山のイメージを思い浮かべ、イメージ自体、そしてあなた自身が変わっていく様子を観察しましょう。

本章のキーポイント

- 闘争・逃走反応が生じるときには、ストレスが生じています。
- ストレスは呼吸や内分泌系を含め、自律神経系のさまざまな身体機能に悪影響をおよぼします。
- ストレスは脳の構造と機能を変えてしまうと考えられています。
- ストレス反応は、リラクセーション反応を呼び起こすことにより撃退できます。
- 呼吸は心の状態に反応する一方で、心の状態に影響を与えることもできます。
- 腹式呼吸はリラクセーションをもたらします。
- イメージ法は、思考や記憶を心の中で再現するものです。
- イメージ法では、視覚だけでなく、すべての感覚を使います。
- イメージ法はリラクセーション反応を呼び起こし、ポジティブな心の状態を作り出すことができます。

第2章 不安の本質を理解する

妊娠しようと決めたのに、それが思うようにならないのなら、不安になっても当然です。幼いころから母親になる日を思い描いていた人もいるでしょう。お人形遊びをしながら、いつかほんとうの赤ちゃんの世話をするだろうと思っていませんでしたか？　人生の他の重要な目標が達成できたから妊娠しようと決めた人もいるでしょう。一緒に家族を持ちたいと思える人に出会えたから、仕事で成功を収め、ようやく子どもを持つ時間と余裕ができたから、決断したのかもしれません。また単に、親になってもいいと思える年齢と時期に差しかかったから妊娠を決めた人もいるでしょう。

たとえ状況がどのようなものであれ、子どもを持ちたいと思っているのに妊娠できるかどうかわからないとすれば、不安になっても無理はありません。妊娠は、ただがむしゃらに努力するだけでは達成できない初めての試練だと感じた人もいるでしょう。自分の人生の大事な部分がコントロールできなくなってしまったように感じている人もいるかと思います。強い願望と不確かな結果の組み合わせは不安をもたらします。「大きな無力感 ＋ 低いコントロール能力」は、不安を生み出す完璧な公式なのです。[24]

けれども、不妊に不安がつきまとうのは当然だとは言っても、それがよいことだと思う人はいないでしょう。本章では、自分のことをよりよく知って不安を軽減するスキルが身に付けられるようにします。自分が抱えている不安の具体的な内容を探り、不安を助長している自分独自の精神的・感情的傾向を知れば、自分をよりよく理解し、その結果、感情的なコントロールがうまくできるようになります。自分が抱いている怖れを直視し、不安を感じることに正当な根拠があるのかどうかを吟味すれば、その不安をどの程度重要視すべきかが判断できます。怖れと事実との違いが見きわめられれば、起こらないかもしれない将来の予測におののくことをやめて、現実の世界に身を置き、より効果的な対処法を手にできるようになるでしょう。

本章ではまず、不妊の問題を抱える多くの女性が抱く一連の不安について見ていきます。エクササイズでは、自分が抱えている不安のなかに、こういったよくある不安に重なるものがあるかどうかを見きわめ、自分に不安を抱える傾向があるかどうか、もしあるとしたら、自分はどう感じているのかを理解します。自分のこと、そして自分の思考や感情がどのように働くのかがわかればわかるほど、状況をコントロールすることができているという感覚をしっかり抱くことができるようになるでしょう。

本章の「コントロール力を身に付ける」セクションでは、不安の克服に役立つふたつの非常に異なる戦略を紹介します。最初の戦略は、気分を向上するために思考に働きかける「認知行動療法(CBT)」で、不安に直接向かい合って、それを見定めるあなたを支援します。もうひとつの戦略は、将来の不安を思い悩むことから離れて、より充実した穏やかな現在の瞬間の経験に移行する

「マインドフルネス」療法です。これらふたつの戦略は互いに補完しあうので、両方とも実践すれば、絶大な効果を得ることができます。

よくある不安……

ここに挙げるのは、不妊に悩む女性たちからもっともよく寄せられた不安です。なかには、あなたが抱えている不安に似ているものもあるでしょう。**これを読んで、ぜひ、あなたは一人ぼっちではないことを知ってください**。あなたが直面している不安をかつて抱えていた人たちのほとんどは、今ではそれらを克服しています。これから一連の不安について読み進むなかで自分の反応について知り、エクササイズを実践すれば、自分が抱えている不安をよりよく理解できるようになるでしょう。

自分の不安が自分独特のものであるとわかった場合にも、心配するにはおよびません。不安の内容がどんなものであれ、本章で紹介するテクニックを使えば、よりよく対処できるようになります。

置き去りにされることへの不安

置き去りにされることへの不安は、不妊に悩む女性のあいだでよく見られます。友人たちが電車に乗って先に進んでいくのに、あなただけプラットホームに取り残されてしまうような感じです。あなたも先に進みたいのに、進めるかどうかはわかりません。その先には、自分は入れてもらえない母親クラブのようなものがあるのではないかとさえ思えてきます。人とのつきあい方も変わります。友人たちの関心や会話の内容が、どんどん赤ちゃんや子どもに関するものになっていくからです。友人の多くに子どもができれば、子育てに忙しくなり、あなたと過ごす時間も減るでしょう。それに、こうした友人と過ごしても、前より楽しく思えないどころか、つらく感じることさえあるかもしれません。

このようなことが起きているとすれば、自分は一人ぼっちだと感じ、このまま何も変わらないのではないかと心配になってくることでしょう。また、妊娠できたとしても、自分の子どもの年が友人や兄弟姉妹の子どもたちと離れてしまうことも不安材料になります。もし、きょうだい――とりわけ妹や弟――に赤ちゃんができた場合には、新たに祖父母になった両親が、そのきょうだいのほうにより多く関心を寄せるようになったり、孫のもとを頻繁に訪れたりするようになるので、自分はもう、両親にとって大事な娘ではなくなったかのように感じられるかもしれません。友人や家族が妊娠していく姿が耐えられなくなることもあるでしょう。

✣ 自分の価値に関する不安

自分の妊娠能力（妊孕能《にんようのう》）について不安を感じている人は、自分の人格についても不安になることがあります。実際には

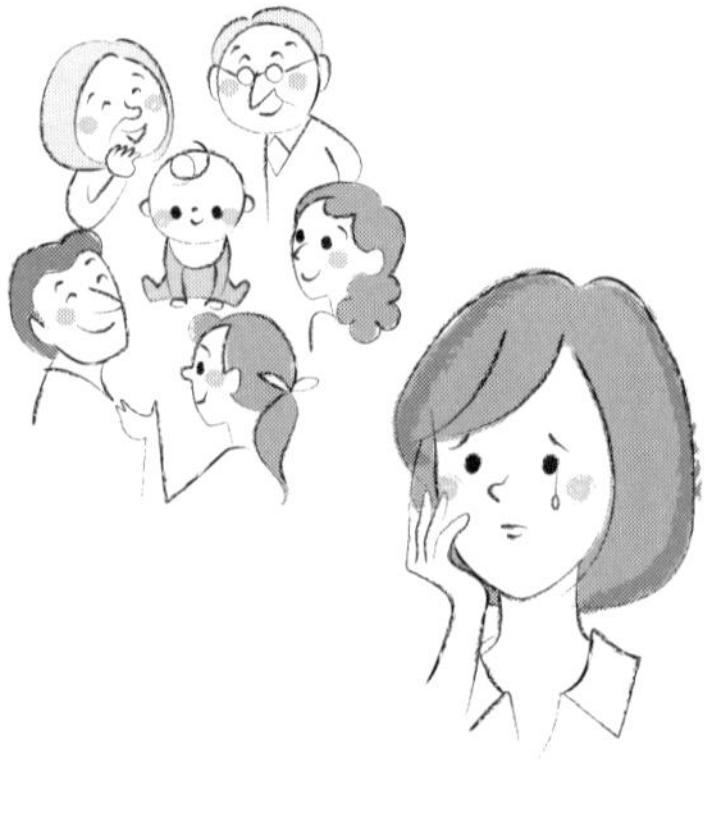

不妊症はよくある症状で、その人の価値を損なうようなものではまったくないにもかかわらず、自尊心を低下させてしまう場合があるのです。自分のからだに裏切られたように感じたり、望むとおりにからだが働かないために、自分は女性として失格だなどと誤って信じ込んでしまうこともあります。自分は妊娠や出産を経験できないのではないかと不安になる人もいます。子づくりの時期を先延ばしにした人や流産・中絶を経験した人などは罪悪感を抱きがちです。それまでの人生でやったり考えたりしたことへの罰として不妊症になったと思い込んでいる人もいます。不安感が非常に強くなると、人格が変わってしまい、自分は一緒にいても楽しくない人間になってしまったと思い込んで、自尊心が低下するという悪循環に陥ることもあります。

✣ パートナーとの関係が変化することへの不安

不妊に悩んでいるときには、原因が自分かパートナーのいずれかにあろうが、またはその両方にあろうが、パートナーとの関係には緊張感と不安がみなぎる可能性があります。子づくりという目的があると、セックスを自然な愛情表現として楽しめなくなる場合があるのです。女性も男性も多くの人が、子づくりのためのセックスに不満を抱いています。また、妊娠可能時期以外のセックスも、不妊の問題があることを思い出させてしまいます。

不妊治療のあとに感じるからだの違和感や不妊に対する感情的な反応は、パートナーとの関係を曇らせることがあります。自分のからだに裏切られ、妊娠と出産を経験できなくなるのではないかという不安があれば、自分のからだを楽しむことはさらにむずかしくなるでしょう。

不妊の原因が自分にあるとわかった場合には、心がくじけたり、女性らしさが損なわれてしまったように感じたりするかもしれません。一方、原因がパートナーにあるとわかった場合も、折り合いを付けるのは簡単ではないでしょう。原因不明の不妊症も、パートナーとの相性が悪いのではないかと思ってしまうため、フラストレーションがたまります。パートナーと不安を分かち合えば二人の関係は緊密になりますが、その一方で、意思の疎通がむずかしくなったり、ストレスが生じたりする場合があります。

✣ 将来への不安

現在の人生が楽しめないことに加えて、ずっと先の将来まで不安に感じてしまうことがあります。子どものいない将来を心配することもあるでしょうし、養子縁組や里子の引き受け、卵子や精子の提供、代理母を利用するといったオプションを検討しているのであれば、このような選択がもたらす結果も不安材料になるでしょう。わたしのクライアントには、血のつながった子どもが持てなければ幸せな生活など送れないと感じていた人がたくさんいました。こうした人たちは、はるか先の将来まで予測して、人生のあらゆる段階について悲しいシナリオを描いてしまっていました。中年に差しかかったときに子どもがいなかったり、高齢になったときに孫がいなかったりすることについてまで心配しはじめたのです。

このような心配や不安は正常で無理からぬものだとはいえ、あなたが描いた自分をさいなむシナリオが現実のものになる可能性はとても低いと言えるでしょう。けれども、不妊に関する不安や、不妊が自分の将来にもたらす影響の予想で頭がいっぱいになってしまっていれば、現在生じていることに意識を集中させたり、今の生活を楽しんだりすることは不可能になってしまいます。

これから紹介するエクササイズは、本章で取り上げたよくある不安をあなたも抱えているかどうかを見きわめるのに役立ちます。

エクササイズ

自分の不安を突き止めよう

次の手順にしたがって、自分が抱えている不安を書き出し、自分の感情について考えてみましょう。

まず、前述した、「よくある不安」を読み返してください。そのあと、自分の生活と自分の友人や家族について考えてみましょう。あなたが抱えている不安をリストアップして、ノートに書き込んでください。その際には、できるだけ具体的に記入しましょう。あなたの人生に関わっている人の名前を具体的に挙げることが必要なら、ぜひそうしてください。たとえば、あなたには赤ちゃんのいるきょうだいがいませんか？　そのために、自分が置き去りにされたように感じていませんか？　もしそうだとしたら、そのきょうだいの名前は何ですか？　あなたはどう感じていますか？　また、人との付き合いかたが変わったようなことはありませんか？　付き合いかたが変わった人はだれですか？　職場では何が起きていますか？　自分について、あるいはパートナーとの関係について心配なことはありませんか？　時間を割いて、自分の人生に起きていること、起きるのではないかと不安に思っていることを書き出しましょう。このエクササイズはスタート地点にすぎず、本書では、こうした問題についてあなたを助けるエクササイズが、ほかにもたくさん用意されているので、どうか安心して行ってください。

自分の不安は、現在生じていることに関するものが多いか（たとえば妊娠中の友人との付き合いかたなど）、それとも将来に関するものが多いか、自問してみましょう。リストアップした不安を見直し、現在に関するものにはN（Nowの略）、将来に関するものにはF（Futureの略）と印を付けてください。あなたは、どのくらい先まで将来を予測していますか？

将来についてはだれも確かなことは言えないものの、たとえ今どのような経験をしていても、それが変わることだけは確かです。**現在とは、あなたが今通過している人生の一部分であって、あなたの人生すべてではありません。問題はかならず解決のときを迎えます。**そのときが来るまで、あなたは現在手に入るあらゆる美しく良いものを、そのまま受け容れて楽しみたいと思いませんか？それとも、やってこないかもしれない不幸せな将来の不安にかられて暮らしたいですか？

わたしは心配性？……

ふだんから心配性の人が不妊の心配まで抱えたら、必要以上に苦しむことになります。実のところ、赤ちゃんができないのではないかと非常に心配していても、人より妊娠しにくいわけではありません。たとえ過度の不安にさいなまれていたとしても、妊娠のチャンスは充分にあります。

不妊の問題を抱えた女性のなかには、長い間妊娠への努力を重ねてきて一向にチャンスに恵まれなくても、将来の見込みについて比較的穏やかで楽観的な考え方ができる人もいれば、ちょっとした後退と思えるようなことにパニックをきたす人もいます。ふだんから心配性の人は、不妊問題を抱えている状態にさらに負荷をかけることになる考えや感情を抱く傾向があります。不安は妥当なもので、受け容れるべき将来の出来事を正しく予測していることもなくはありませんが、あなたが心配性なら、多くの人の場合がそうであるように、ほとんどの心配事は結果的には杞憂《きゆう》にすぎなかったと、あとでわかることになるでしょう。次に紹介するベスが、まさにその例でした。

心配性を克服して妊娠したベスの体験

わたしがベスと初めて話をしたのは、彼女が不妊セラピーの予約をとるために、オフィスに電話をかけてきたときのことです。ベスは電話口でむせび泣きながら、前に生理が不順だったこと、妊娠したくてピルの服用をやめてから3カ月経つこと、そして妹さんの妊娠が明らかになったばかりで、ご両親は初孫ができることに夢中になっていることをわたしに告げました。3カ月間努力して妊娠できなかったベスは、不妊症にかかっているので治療を受けなければならないと思い込み、それが怖くて思い悩んでいました。寝つきも悪くなり、仕事にも集中できなくなっていたそうです。友人の多くにはすでに赤ちゃんがいて、そういう友人は避けるようにしていると言っていました。妊娠しようと決めてからまだあまり経っていないことは認識していましたが、見通しは暗い予感がすると言うのです。彼女は母親になることを前からずっと望んでおり、それが叶えられないかもしれないことに恐怖感を抱いていたのでした。

セラピーの過程で、ベスは自分の悩みを全部吐き出しました。そのおかげで緊張がほぐれ、孤独感がやわらぎました。また、認知行動療法により、自分の抱える不安を事実に照らして評価し考えを再構築するためのツールを手にすることができました。それまでベスは、怖れていた将来が現実のものになる状況を頭の中で何度も反芻《はんすう》していたのです。この癖に立ち向かうため、彼女はリラクセーションとマインドフルネスのテクニックも身に付けました。こうしてベスは、自分の現在の人生は、総合的に見て幸福な暮らしであるという事実を受け容れられるようになりました。

カウンセリングを3カ月ほど続けたとき、わたしはベスから妊娠したと報告を受けました。とはいえ、カウンセリングをやめたわけではなく、妊娠中期までずっと続けることになりました。なぜかというと、妊娠していること自体が彼女に新たな心配や不安をもたらしたためです。最終的に、マインド・ボディ・テクニックを上手に生活に組み込むことができるようになったベスは、心配癖を解消することができました。はるかに現実的な考え方ができるようになり、現在の瞬間をマインドフルに意識しながら享受し、将来を喜びと自信を持って予測できるようになったのです。今や母親になったベスは、明確な思考と穏やかな自信で家族を包んでいることでしょう。

エクササイズ

わたしは心配性だろうか？

次の手順にしたがって、自分が心配性であるかどうか調べてみましょう。

1. 過去に不安を抱いたことをリストアップして、ノートに記入しましょう。たとえば、結婚相手や適切な仕事や気に入った家が探せるかどうか不安になったことがありませんか？　もしあなたが心配性なら、ささいな出来事にもかかわらず激しい不安にかられたような経験に思い当たるかもしれません。
2. ひとつひとつの心配事を詳しく思い出して、怖かった度合いを1から10までの尺度で評価してください。1は怖かった度合いがもっとも低く、10は怖かった度合いがもっとも高かったものです。
3. 最後に、心配したことが実際に生じたかどうか、そして、あなたが心配したとおりに生じたかどうか考え、ノートに記入しましょう。

この心配事のリストを見直して、自分が心配性かどうか判断してみましょう。あなたの不安は将来の出来事を正確に予測していましたか？　それともあなたの不安は、単なる思い込みに終わっていたことが多いですか？

わたしたちの多くは、起こりもしないことを心配しがちです。わたしも、長年にわたって行ってきたカウンセリングの中で、円満な家庭を築くことは決してできないのではないかと心配する女性にたくさん出会いました。けれども今、わたしのオフィスの壁は、そうした女性たちが産んだ赤ちゃんの写真で埋め尽くされています。もちろん将来はだれにもわかりません。けれども、自分は以前、決して生じなかったことを思い悩んだことがよくあったと気づけば、現在抱えている感情的な反応も心配性という自分の癖の産物だとわかって安心できるでしょう。

もしあなたが心配性なら、次に紹介するエクササイズは、あなたの不安と自分の妊娠能力との関連性を、より現実的に捉えるのに役立ちます。本章の後半にも、さらに不安に立ち向かうためのエクササイズがありますので、ぜひ試してみてください。

エクササイズ

友人に手紙を書く

愛情こまやかで慈悲深い友人（架空の友人でもかまいません）に、あなたの人生の心配事について手紙を書きましょう。全般的に見て、あなたの心配事は正しく将来を予見していると思えますか？　それとも単なる杞憂に終わっていることが多いですか？　幼いころにも心配事がありましたか？　家族にも心配性の人が多いですか？　心配性だと言われたことがありますか？　それとも、穏やかで気楽な性格だと言われたことがありますか？　自分のことを楽観的だと思いますか？　それとも悲観的だと思いますか？

さて今度は立場を交代し、さきほどあなたが書いた手紙を受け取る、愛情こまやかで慈悲深い友人になりましょう。あなたは、自分が書いた手紙に、どう対応しますか？　心配している友人に、何と声をかけますか？

もし、自分は心配症だと思えたら、愛する友人があなたにしてくれるように、慈悲深くやさしく自分に接するように心がけましょう。

もしあなたが心配性だったら、ベスがつかんだ幸福な結果を思い出すと不安がやわらぐかもしれません。こんなふうに自分に言い聞かせてみましょう。「自分が心配性なのはわかっている。自分が過去に心配したことの多くは実際には起こらなかった。今心配していることも現実にはならないだろう。もっと多くの情報を集めて将来がどうなるか見てみることにしよう」。

ひどい不安にさいなまれるとき……

不安を「うつ病」と区別することは重要です。不安とは、結果がどうなるかわからない問題を心配することだと定義できるでしょう。軽度の不安を抱くのはまったく正常なことで、害もありません。しかし、不安とストレスが極端なものになると「臨床的うつ病」（訳注／病院に行かなければならないほど重いうつ状態）が引き起こされることがあります。臨床的うつ病は、生きていく上で必要な多くのことが行えなくなる疾患で、精神的な落ち込みだけでなく身体的な症状も現れます。

臨床的うつ病にはふたつのタイプがあります。そのひとつ「大うつ病」は消耗性の疾患で、正常に生活を営む能力を脅かします。大うつ病は突然発症し、劇的な症状を呈することがあります。もうひとつのタイプ「気分変調症」は大うつ病より症状が軽いとはいえ、不快な症状が長く続きます。実際には、少なくとも2年以上、そのほとんどの期間において症状を呈していなければ、気分変調症の診断は下されません。次に示すエクササイズは、うつの症状があるかどうかを知る手がかりになります。

エクササイズ

わたしはうつではないだろうか？

次の質問に、「はい」か「いいえ」で答えてください。

1. 一週間のうち、ほぼ毎日、悲しい思いをしている。ほかの人に、自分がほぼ常に落ち込んでいるように映っていると思う。
2. 以前は楽しく思えた活動に興味を失ってしまった。
3. 意識して行ったわけではないのに、最近、体重が増加したり、減少したりした（不妊治療の結果生じた体重の変化は除きます。ここでの質問は、感情的な問題がもたらした、過食や食欲減退による体重変化について問うものです）。
4. 寝つきが悪かったり、よく眠れなかったりすることがある。以前より、もっと寝ていたいと思うようになった。一週間のうち、ほぼ毎日、寝つきが悪かったり、眠り続けられなかったりする。
5. 焦燥感があり、からだを常に動かしていなければならない。
6. からだが重くて、だるく感じるため、からだを動かして何かをするのがむずかしい状態にある。
7. 一週間のほぼ毎日、疲労感やエネルギー不足にさいなまれている。

8. ほとんど常に、物事を考えたり、集中したり、決断したりすることに困難を覚える。
9. ほとんど常に、自分が無価値だと感じたり、罪悪感を抱いたりする。
10. 自分が無力に思えたり、死や自殺について考えたりすることがある。

ここに挙げたリストは、アメリカ精神医学会が推奨している「大うつ病」の診断基準に基づいています。[2] ふたつ以上の質問に「はい」と答えた場合には、何らかのうつ症状をきたしていないかどうか調べるために、精神医療の専門家に診てもらうことをお勧めします。

不妊症を抱えている女性がストレスをこうむることや、場合によっては、ややうつ状態に陥ることはめずらしくありません。けれども臨床的うつ病にかかっている可能性がある場合は、医学的支援が重要です。気分が落ち込むだけでなく、うつ病はからだにも変化を引き起こし、妊娠や総合的な健康に悪影響を与える可能性があります。

うつ状態を改善するために薬の服用を検討していて——あるいはすでに服用していて——妊娠を望んでいる場合は、最善の手段を知るために医師に相談することが必要です。わたしはクライアントのうつ状態を改善するためにマインド・ボディ・テクニックを使用していますが、中にはたしかに、マインド・ボディ・テクニックと投薬治療の併用が効果を発揮すると思われるケースがあり、クライアントには、あらゆるオプションについて医師に相談するように勧めています。抗うつ剤については、妊娠中に服用しても安全だとされるものもありますが、それを服用するかどうかの決断は、あなた自身にかかっています。

でもグッドニュースがあります。医学的支援を求めるか否かにかかわらず、マインド・ボディ・テクニックにはうつ状態の改善に効果があるという証拠が得られているのです。ある研究では、マインド・ボディ・テクニックを使ったグループセッションの終了時にもっとも高い妊娠率を示したのは、セッション開始時にもっとも重いうつ状態に悩んでいた女性たちのグループだったという結果が示されました。[14] 研究者は、マインド・ボディ・テクニックを使ったプログラムでうつ状態が改善されたことが、妊娠能力を劇的に高めたものと考えています。うつ状態を改善することは、マインド・ボディ・テクニックに基づく不妊治療プログラムの重要な一部であり、気分の向上だけでなく、妊娠能力の向上も見込める可能性があるのです。

コントロール力を身に付ける——認知行動療法とマインドフルネス

不安、および不安に伴うストレスの軽減には、相互補完的なふたつのマインド・ボディ・テクニックが役立ちます。そのひとつ、認知行動療法は、自分の思考プロセスを検証することによって、思い込んでいる不安と事実を区別するものです。このアプローチを使えば、不妊症の不確実さに対処しながら、現実的な楽観主義を育てることが可能になります。もうひとつはマインドフルネス療法で、起こらないかもしれない将来の出来事に関する不安から離れて、より充実した経験と現在の瞬間が容認できるようになります。変えられない事実はたしかに存在するものの、そうした事実の経験のしかたは変えられることがよくあるのです。

✣ 認知行動療法を使って不安を軽くする

認知行動療法（CBT）は、状況がどんなものであっても、それをより客観的な目で見られるようにするスキルです。CBTは、思考プロセスを検証して、結論をいかに導いたかを詳しく見るようにあなたを促します。あなたが導いた結論には現実的なものもあるかもしれませんが、役に立たず、正確でもない思い込みによってもたらされたものもあるはずです。

不妊症のストレスで疲れ切っているときには、怖れで歪んだ考えを抱きやすくなっていることに気づかない場合があります。もしあなたの思考がストレスや不安の影響を受けているとすれば、CBTが感情的な手綱を引き締めて、はっきりと物事を考えることができるように促してくれます。CBTは不妊に悩んでいる今だけでなく、将来にも役に立つツールです。

認知行動療法は、私たちの思考方法は物事の感じ方と大いに関連しており、思考は常に正確であるとは限らない、という理念に基づいています。CBTはうつ病の治療[13,25]にも、不安神経症の治療[22,12,17,8]にも効果があることが実証されています。CBTの優れた点のひとつは、現実的になることを励ましながら気分を向上させるような方法で自分の思考を段階的に検証して作業する手段を与えてくれることです。最初のステップでは、自分の不安な思考を見きわめます（このステップは、本章冒頭のエクササイズで、すでに終えています）。次のステップでは、あなたの不安が、トラブルをもたらしかねない思考習慣や思考パターンを示していないかどうかについて調べます。第3のステップは、あなたが抱えている不安を支持する証拠あるいはそれを却下する証拠の検証です。第4のステップでは、状況をよりポジティブに考える方法を生み出します。そして最後のステップで、待ち受けている試練について非現実的になることなく、自分の思考をよりポジティブなものに再構成・再構築していきます。

【トラブルをもたらしかねない思考習慣を調べる】

これから挙げる思考パターンは、CBTで「認知の歪み」と呼ばれているものです。これらは非現実的であるにもかかわらずよく用いられている思考パターンで、その人の気分に強い影響を与えます。これから、こうした思考パターンについて学んでいく中で、あなたがストレスにさらされたときに頻繁にとる思考形態としてなじみのあるものがないかどうか考えてみてください。例の内容が極端すぎて「わたしは、こんなふうには考えない」と感じた場合には、こうした思考パターンをより目立たない方法や、異なる状況で使っていないかどうか考えてみてください。覚えておいてほしいのは、自分が持つ有害な思考パターンを見きわめられたとしたら、それはとても有益だということです。なぜなら、それがわかれば、自分のストレスを軽減する答えにたどりつけるからです。

全《ぜん》か無《む》か思考（all-or-nothing thinking）。「全か無か思考」とは、世界を白と黒だけに分けて見る両極端の思考を指します。こうした考えのもとでは、物事は良いか悪いかしかありません。全か無か思考は、実際には事実ではない物事を、あたかも事実であるかのように見せてしまいます。「私の人生は子どもが持てなければおしまいだ」とか「血のつながった子どもがいなければ絶対に幸せになれない」などといった考えは、ほとんどの人にとっては非現実的なものですが、そのような考え方をする人にとっては、絶対的な事実であるかのように思われるのです。実際には大部分の人は、不妊という危機を潜り抜けて、何らかの解決策を手にしています。

過度の一般化（overgeneralization）。「過度の一般化」は、ある状況で何かが生じたり生じなかったりしたために、常に何かが生じる、あるいは決して生じないと決めつけてしまうことです。たとえば、6回診察を受けたうち2回について非常に長時間待たされたため、そのクリニックでは常に永遠とも思われるほど長時間待たされると決めつけたとしたら、あなたは過度に状況を一般化していることになります。もしパートナーが、ある特定のトピックに関するあなたの思いを理解しなかったことがあったとして、パートナーはまったくあなたの思いを理解してくれない、あるいは、いつも自分を誤解するなどと決めつけた場合も、過度の一般化になります。

心のフィルター（mental filtering）。「心のフィルター」とは、ネガティブな情報だけに意識を集中させて、ポジティブな情報を閉め出してしまうことです。体外受精が失敗に終わったあと、効果があるかもしれない別のプロトコール（排卵誘発剤の投与方法）があると医師から勧められても、体外受精は自分には合わないということだけを考えて拒絶したとしたら、あなたは心のフィルターを使っていることになります。成功しなかったことにだけ意識が向いているために、新しい手法によって開かれる可能性が耳に入らないのです。

マイナス化思考(**discounting the positive**)。「マイナス化思考」とは、ポジティブなことの価値を割り引いて考え、逆にネガティブなことを強調するような思考パターンです。ポジティブなことを意識の外に完全に押し出してしまうようなことはしないまでも、それに当然与えてしかるべき価値は与えません。前述した体外受精の例をふたたび引くと、別のプロトコールが使える可能性があることは耳に入っても、その事実を正当に評価しないなら、マイナス化思考を行っていることになります。

脅威の過大評価(**overestimating the threat**)。わずかなリスクがあることをほのめかす情報を受け取ったときに、何かとても恐ろしいことであるかのようにそのリスクを過大評価することを「脅威の過大評価」と言います。たとえば友人の一人が不妊治療薬を飲んで感情が乱れたのを見て、不妊治療を開始したとたんに大うつ病に襲われるにちがいないと決めつけたとしたら、あなたは脅威を過大評価していることになります。

破滅的思考(**catastrophic thinking**)。「破滅的思考」は、ささいな後退や困難から、悲惨な結果や耐え難い結果を想像してしまうことを指します。妊娠しようと努力してきたのに結果が出ないときは、フラストレーションや怖れがたまっている場合があります。そんな状態の時に、自分は決して母親にはなれず、自分の人生はこれからずっとみじめなものになると決めつけるのは、破滅的思考です。

「悲惨な」「ひどい」「破滅的な」などという言葉が頻繁に浮かぶのは、思考が破滅的なものになりつつある兆候です。

誤った予言（**fortune telling**）。「誤った予言」とは、将来を予測して、それが正しいはずだと思い込むことです。不妊に関する思考パターンでは、誤った予言はもっともよくある認知の歪みのひとつかもしれません。というのは、不妊に悩んでいる場合には、将来は未知のものであるにもかかわらず、ネガティブなものとして予測されがちだからです。けれども、こと不妊治療に関して確実なのは、不確実であるという事実だけです。本書を読んでいるあなたには、将来の家族がどのようなものになるか、どのような構成になるか、といったことは、まだわからないはずです。

すべき思考（**should-statement**）。どう感じるべきか、何をすべきか、と自分に命令している人は、この思考パターンに陥っています。たとえば、職場の同僚の出産祝いには絶対に参加しなければならないとか、絶対に同僚をうらやんではならない、などと自分に命令しているとしたら、あなたは自分のためにならない、型にはまった厳格な考えにとらわれてしまっていると言えるでしょう。

仮説思考（**what-if thinking**）。「もし〜だったら?」と考えるこの思考パターンでは、ネガティブな将来のシナリオを想像して恐怖感にとらわれてしまいます。もし結局妊娠できなかったら？　もし妊娠できないために夫に離縁されてしまったら？　もしわたしのお金を不妊治療に使い果たしてしまって二人で家を買うことができなくなり、家計も悪化して治療費が捻出できなくなり、わたしは40歳になって妊娠能力が低下し、子どもも孫もいないのはわたしだけになり、老後は賃貸アパートでたった一人暮らさなければならなくなったとしたら？　もしそうなったら……？　仮説思考の問題のひとつは、ネガティブな考えが雪だるま式にふくらんで破滅的思考に発展し、おそらくは決して生じないような将来の出来事を想像してみじめな気分になってしまうことです。

資源の過小評価（discounting coping resources）。もしかしたらあなたは、困難に対して効果的に立ち向かう自分の能力を過小評価しているかもしれません。もし妊娠できなかったとしても、ほかに何かできませんか？　欲しいと願っていたものがそのままの形では手に入らなくても何とかなりませんか？　ほかの方法で家族が築けるのではありませんか？　喪失を嘆いたあと、満足できる人生を見つけることができるのではないでしょうか？　それとも、一生悲嘆に暮れる人生を送ることになると思いますか？　ほとんどの人は、自分が思っているよりも、失望によりよく対処できる能力をそなえているものです。

【証拠を吟味する】

自分の不安思考とそのパターンを突き止めたら、自分が抱える不安を裏付ける証拠と、それに反する証拠を吟味することができます。たとえば、妊娠した友人全員から置いてきぼりにされるのではないかと不安に思っている場合、友人一人一人について考えれば、それぞれの相手との友情は唯一無二のものであることに気がつくでしょう。卒業や就職、結婚といった、それまでの人生の転機を通してずっと付き合ってくれた友人は誰であるか考え、そうした友人やあなた自身が、不妊に悩んでいるという理由で縁を切るようなことが果たしてあるだろうかと考えてみましょう。不妊と取り組んでいるうちに特定の友人とあまり会わなくなったとすれば、その理由は何なのか、不妊問題が解決したあとも、そうした状況は続くだろうか、と考えてみてください。

【状況をもっとポジティブな目で見られる方法を編み出す】

次にとるステップは、ほかの可能性を探ることです。ここでも、あなたの不安は、友人全員を失ってしまうことにあるとしましょう。この段階では、どの友人と付き合い続けたいのか、そして、子どもの有無以外の共通点は何か、と考えてみましょう。あなたが置かれた状況は一時的なものであること、そしてどの友情を継続するか決定する支配権は自分にあるという事実を忘れないようにしましょう。

【思考を再構築する】

最後のステップでは、新たな考え方を生み出します。「友人全員を失ってしまう」と考える代わりに、たとえば、次のように思考の再構築を行うことができるでしょう。「いくらかの友情はしばらくのあいだ、あるいは恒久的に変わってしまうかもしれない。でも、わたしにとって重要な友情はきっと続くだろう。昔からの友人についても新しい友人についても、友情を発展させたり維持したりする鍵を握っているのはわたしのほうだ。今のところは不妊問題に専念していて、どうやって家族を築けるのか不安になっているけれども、いずれこの問題は決着して、おそらくは自分の子どもたちを手にし、友人とも気持ちよく付き合えるようになるにちがいない」。

エクササイズ

思考を再構築する

認知行動療法のエクササイズとして、次のステップにしたがい、不妊に関するあなたの不安な思考を再構築してみましょう。

1. 自分の不安思考を突き止めましょう。不妊に関連して抱いている不安について〔　　〕内に具体的に記入してください。たとえば、「自分は絶対に妊娠できないのではないか、そして〔　　　　　〕なのではないかと不安に感じている」。
2. 自分の思考にひそむ認知の歪みを探し出しましょう。前述した認知の歪みのリストを指針にしてください。
3. 自分が抱えている不安の証拠があるかどうか自問しましょう。不安を裏付ける証拠と、それに反する証拠の両方を挙げてください。

4. 状況をよりポジティブにみなす考えを生み出しましょう。
5. 再構築した（できれば）幸せな思考を書き出しましょう。不安な思考が再浮上したら、積極的にこの思考を使いましょう。

ノートに、自分の不安思考を再構築する練習をしましょう。自分が抱えている不妊にまつわるトップ3の不安を見きわめたあと、ひとつずつ不安と取り組みましょう。

1. 自分が抱いている不安な思考〔　　　〕
認知の歪み〔　　　〕
不安な思考を裏付ける証拠とそれに反する証拠〔　　　〕
その他の可能性〔　　　〕
再構築した思考〔　　　〕

2. 自分が抱いている不安な思考〔　　　〕
認知の歪み〔　　　〕
不安な思考を裏付ける証拠とそれに反する証拠〔　　　〕
その他の可能性〔　　　〕
再構築した思考〔　　　〕

3．自分が抱いている不安な思考（　　）
認知の歪み（　　）
不安な思考を裏付ける証拠とそれに反する証拠（　　）
その他の可能性（　　）
再構築した思考（　　）

次に紹介するのは、わたしのクライアントだったエリンという女性が認知行動療法を使って認知の歪みと取り組み、不安な思考をポジティブに再構築することに成功した例です。

認知の歪みを克服して不妊のストレスを解消したエリンの体験

この認知行動療法のエクササイズを行ったとき、彼女が挙げたトップ3の不安は、次のようなものでした。

1．「妊娠なんて、絶対にできないかもしれない」
2．「赤ちゃんができなければ、絶対に幸せになれない」
3．「不妊治療はわたしには効かないのかもしれない。わたしは、わたしが知っている人の中で、母親になりたいのになれなかった唯一の女性になってしまうだろう」

次にエリンは、この3つの不安を見直して、それぞれにそなわっている認知の歪みを突き止めました。

1.「妊娠なんて、絶対にできないかもしれない」→誤った予言、過度の一般化、破滅的思考
2.「赤ちゃんができなければ、絶対に幸せになれない」→破滅的思考、誤った予言、過度の一般化、資源の過小評価
3.「不妊治療はわたしには効かないのかもしれない。わたしは、わたしが知っている人の中で、母親になりたいのになれなかった唯一の女性になってしまうだろう」→誤った予言、過度の一般化、破滅的思考

エリンが直面していた不安や認知の歪みは、どれも不妊に悩む女性のあいだではよく見られるもので、あなたも同じような不安や認知の歪みを抱えているかもしれません。こうした不安はほんとうの痛みをもたらしますし、わたしがカウンセリングで出会った女性のほとんども、このような起こりうる可能性を不安に思っていました。問題は、不安感を抱きがちな女性の場合、起こりうる可能性についての不安が、事実のように思えてくることです。

自分が抱える不安をリストアップして、自分の認知の歪みを突き止めたあと、エリンは自分の不

安を裏付ける証拠とそれに反する証拠を吟味し、自分の状況をもっとポジティブにみなす考えを生み出しました。それにより、より現実的でポジティブな見方ができるように自分の思考を再構築したのです。では、どうやってそれらを行ったか、具体的に見ていきましょう。

❶不安な思考　「妊娠なんて、絶対にできないかもしれない」

不安な思考を裏付ける証拠とそれに反する証拠　「絶対に妊娠できない可能性もあるにはあるが、妊娠できる可能性も充分にある。もし望みがなかったら、体外受精をまた行うようなことはしていない。わたしが妊娠できないという証拠はない。事実、医師は、わたしの妊娠可能性は60パーセントだと言っている。だから、絶対に妊娠できないというより、妊娠できる可能性は高いと言うほうが事実に適している」

その他の可能性　「今度の体外受精がうまくいかなかったとしても、試せる別のプロトコールがあるだろう。とはいえ、今度の体外受精はうまくいくかもしれない。ほんとうのところ、将来何が起きるかがわかっている人など、だれもいないのだ」

再構築した思考　「わたしには妊娠のチャンスが充分にある。妊娠するためにできることはすべてやっているし、何回か体外受精に失敗したあと妊娠した女性はたくさんいる」

❷不安な思考「赤ちゃんができなければ、絶対に幸せになれない」

不安な思考を裏付ける証拠とそれに反する証拠「将来幸せになれない証拠など、どこにもない。ほんとうのところ、将来どう感じるかなどということは、だれにもわからない。私は今感じていることを将来に投影しているだけだ」

その他の可能性「わたしと同じ状況にいた女性の多くは、そのときは思ってもみなかったような方法で、のちに幸福をつかんだと聞いた。もちろん、100パーセント自分たちの遺伝子を受け継いだ赤ちゃんを手にできなかったことについては、残念に思ったそうだ。でも、卵子や精子の提供を受けて赤ちゃんを手にしたり、養子縁組をしたりした人たちは、今はとても幸せだと言っている。こうした子どもと暮らしている人は、子どもにも、自分の人生にも愛情を抱いている。反面、子どもを持つことをあきらめた人たちは、子どもの心配を一切せずにパートナーと旅行に出かけたりして豊かで充実した人生を送っている。幸福になれる可能性はいくらだってあるのだ。もしわたしが望んだように状況が運ばなかったとしても、家族を築くほかの選択肢はある。ほかの選択肢を使って幸せになることを学べばいい。なぜなら、自分が多くの状況にうまく対処できることは、わたし自身がよく知っているから。妊娠できなかったら、とてもがっかりするだろうけれど、でも、うまく対処できるはず。わたしが持つことになる子どもには、どんな子にでも愛情が注げるとわかっているし、子どもがいてもいなくても、わたし自身と家族のためによい人生を築けると思う」

再構築した思考「わたしは今、100パーセント自分たちの遺伝子を受け継いだ赤ちゃんを手にすることを望んでいて、できることはすべてやっている。ほかの方法で家族を築くことが必要になったときにはがっかりするだろうけれど、そうした状況にうまく適応して、幸せを見つけられると思う。当面のところは、楽観的に物事を考えるようにしよう」

❸不安な思考「不妊治療はわたしには効かないかもしれない。わたしは、わたしが知っている人の中で、母親になりたいのになれなかった唯一の女性になってしまうだろう」

不安な思考を裏付ける証拠とそれに反する証拠「医師が支援してくれないという証拠はどこにもない。何回か体外受精に失敗しただけで、絶対成功できないということにはならない」

その他の可能性「何回か体外受精に失敗したあとに成功を手にした女性はたくさんいる。次は別のプロトコールを試みると医師が言っているのだから、成功のチャンスは高まるはずだ。それに、わたしはマインド・ボディ・テクニックを実践していて、全体的にストレスの程度は軽くなってきている。わたしに成功のチャンスが充分になかったら、医師はわたしに不妊治療を施してはいないだろう」

再構築した思考「わたしは、成功のチャンスが充分にあると信じてくれている優秀な医師の支援のもとに不妊治療を行っている。わたしはマインド・ボディ・テクニックを実践して妊娠成功率を向上させていて、ストレスも軽減している」

不妊の問題と取り組んでいるときには、知りようのないことがたくさんあります。鍵となるのは、実際に知りようがない結果をネガティブに予測してしまう癖を減らすことです。将来に関する不安にとらわれたときには、予測した結果を裏付ける証拠と、それに反する証拠を検証し、他の可能性について考えてみましょう。そして不安な思考がストレスをもたらしていたら、思考の再構築を行って不安を手放しましょう。

✣ マインドフルネス療法を使って不安に対処する

本書で使用する「マインドフルネス」療法とは、仏教の教えに由来するフォーマルまたはインフォーマルなテクニック、およびヨガ、イメージ法、リラクセーションといった他のマインド・ボディ・テクニックを指します。瞑想やストレス軽減法には多岐にわたるスタイルや流派がありますが、それらはみな、重なり合う要素を含んでいます。いろいろ試してみれば、自分にとってどれがもっとも役立つかがわかるでしょう。何をするにしても、今現在の瞬間にいること――今を生きること――が鍵です。

マインドフルネスは、不安の完璧な解毒剤です。[26] 長く続けるうちに、あなたは自分の心の中に穏やかな核の部分を見つけられるようになるでしょう。マインドフルネスは、この世の本質の中に存在する生き方です。不安はわたしたちを未知の将来に誘い出し、わたしたちはそうした将来を不安でぬりつぶしてしまいますが、マインドフルネスは、物事を選別したり価値判断したり、無理強いしたりせずに、しっかりと現在にとどまるありかたです。

マインドフルネスの実践には、心の態度と実践の両方が必要で、マインドフルに生きる――気づきに基づいて生きる――能力は練習を積むにつれて向上します。マインドフルネスの実践には、座って行うフォーマルなものもありますが、ふだんの行動を行うときに心の持ち方を変えて、より集中して行うようにするといったように、形式にこだわらないインフォーマルなものもあります。マインドフルネスの中心となる心の持ち方――現在の瞬間を受け容れるという態度――の実践は常に簡単だとは限りませんし、とりわけ、物事がうまくいっていないときにはむずかしく感じられるかもしれませんが、しばらく実践を続けた人たちは通常、苦痛が軽くなったと報告しています。

【現在の瞬間を受け容れる】

現在の瞬間を受け容れるということは、現在起きていることを好ましく思わなければならないとか、楽しい感情しか抱いてはならない、などということではありません。

苦痛や不快なことに出会ったときに逃げようとするのは、人間の性《さが》です。わたしたちは、そうしたものを避ける方法を数多く見つけてきました。苦痛や不快なことから逃れようとして、何らかの行為に過度にふけることもあります。人によって、それは物質――食物やアルコールや薬物――の乱用だったり、買い物にふけったり、テレビを見続けたり、ゴシップにふけったりすることかもしれません。行為が何であるかは関係ありません。そうした行為のほとんどは、適量を適度に行うかぎり無害です。しかし、それが現在からの逃避手段になると問題となり、本来ならば苦痛をやわらげ、現在の喜びに包まれる充足感をもたらしてくれるはずの貴重な気づきから、わたしたちを遠ざけてしまいます。

エクササイズ

あなたは不安から逃れようとしていませんか？

あなたは、ここに挙げるリストのいずれかの行動によって不安に対処しようとしたことがありませんか？　あるいは、現在、このリストの行為を行っていませんか？　それぞれの項目について「はい」「いいえ」で答えてください。

- 過食する　はい・いいえ
- 深酒する　はい・いいえ
- 衝動的に買い物をする　はい・いいえ
- 衝動的に仕事をする　はい・いいえ
- 人を避ける　はい・いいえ
- 長時間寝る　はい・いいえ
- テレビを長時間見る　はい・いいえ

- パソコンに非生産的なほど長い時間を費やす　はい・いいえ
- 不満やゴシップを口にする　はい・いいえ
- 不必要に忙しくする　はい・いいえ
- 他人を責める　はい・いいえ

このリストに挙げた対処法（実は不安のスタイル）はみな、やっかいな不安や問題を回避するためにとる行動です。すぐに不安を緩和してくれるものもありますが、こうした行動の効果が長続きすることはふつうありません。

マインドフルネスでは、不安から逃れるのではなく、不安に直面し、それらが不安でなくなるまで保ち続けるように促します。その目的は、問題から逃れるのではなく、問題と折り合いをつけることにあります。絵本『かいじゅうたちのいるところ[34]』で、かいじゅうに囲まれた主人公マックスが、かいじゅうたちの目をまっすぐに見据えることによって彼らの王様になったように問題の本質を見抜くのです。かいじゅうたちをそのまま受け容れれば心の平安を手にすることができます。ちょうどマックスが温かいベッドに戻れたように。

マインドフルネスでは、今この瞬間にいるのと同じように、自分の人生のすべてに存在するよう促します。快適な経験だろうが、困難な経験だろうが、あらゆる自分の経験に存在できるように学んでいくのです。マインドフルネスは、あなたの心に波風を立てている物事に気づく手段でもありますが、それと同時に、現在の瞬間の美しさと充足感に気づく手段でもあります。まずは波長を合わせることを学びますが、実際にそこに存在するものに気づくためにペースをゆるめることもよくあります。マインドフルネスを実践すれば、将来の不安や過去の後悔から離れて、現在の瞬間――ほんとうに生きることができる唯一の場所――に集中できるようになります。

本書のマインド・ボディ・テクニックを使用するエクササイズは、マインドフルに行うことが想定されています。つまり、集中し、すべてを受け容れて、今現在の瞬間に気づきながら行ってください。それでは、次の呼吸のエクササイズで、マインドフルネスの実際のテクニックを手ほどきしましょう。

【マインドフルネス呼吸法】

マインドフルネス呼吸法はマインドフルネス療法のコアとなるテクニックで、ほとんどの瞑想およびストレス軽減アプローチで中心に据えられているテクニックです。この呼吸法は、落ち着ける美しい場所、邪魔が入らないところで行いましょう。

エクササイズ

簡単なマインドフルネス呼吸法

次のステップにしたがって、現在および自分自身に集中しましょう。

1. 背筋を伸ばし、楽な姿勢で座ります。床の上に直接座っても、椅子に座ってもかまいません。このエクササイズは寝そべって行ってもかまいませんが、眠りこんでしまいそうな人は、座って行いましょう。
2. 自分の呼吸を意識しましょう。息が体内に入り、出ていく様子に気づいてください。呼吸を意識し、どの部位で息をしているか感じ取りましょう。鼻かもしれませんし、胸やお腹で息をしていると感じられるかもしれません。
3. 息が体内に入り、また出ていくのに気づきながら、呼吸を続けます。
4. 何か考えが頭をよぎったら、考えが生じて去るままにし、おだやかに注意を呼吸に戻しましょう。脳が思考するのは正常なことです。ですから、完全に静寂な心の状態が得られるとは期待しないでください。ただ呼吸に注意を集中させましょう。

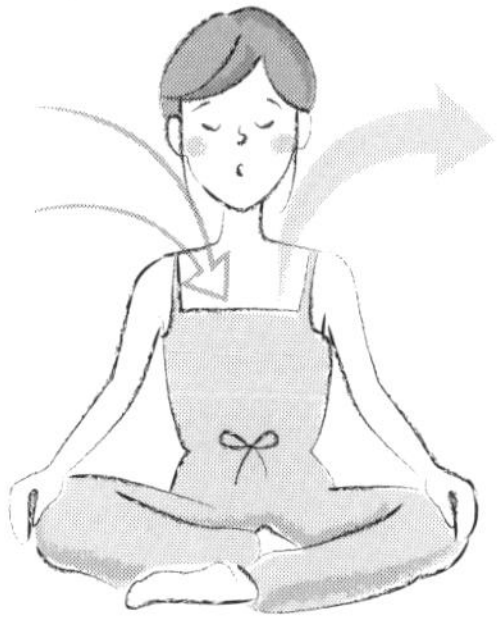

マインドフルネス呼吸法のもうひとつの練習方法は、呼吸を意識しながら言葉やフレーズを声に出さずに繰り返すことです。たとえば、息を吸い込みながら「わたしは息を吸い込んでいることに気づいている」と唱え、息を吐きながら「わたしは息を吐いていることに気づいている」と繰り返します。[29] こうした簡単なフレーズを頭に浮かべ、自分の呼吸を見つめながら、ただ呼吸し続け、意識がさまよったら、呼吸とフレーズに意識を集中させましょう。

この呼吸法を実践する癖をつければ、集中力とマインドフルな呼吸のしやすさは、時が経つとともに向上するでしょう。しばらくのちには、呼吸が我が家であるとみなせるようになるかもしれません――『かいじゅうたちのいるところ』の最後でマックスが我が家について感じたのと同じように、安全で温かく、充分に食べさせてもらえるところとして。

【自分の意志を表明する】

マインドフルネス呼吸法は、計画的なマインド・ボディ・プログラムの一部として行うことができます。その際には、日々マインドフルネス呼吸法を行う時間を設定する意志を明確にしましょう。長時間行う必要はありませんし、行う場所も、寝室の隅や裏庭のきれいな場所に置いたクッションや椅子の上などでかまいません。同じ場所で規則的に行うことが上達の鍵です。

最初は、一日5分時間を割いてマインドフルネス呼吸法を練習し、少しずつ時間を延ばしていくといいでしょう。せいいっぱい長くやったあとに、もう1分間足す、というふうに延長していくといいかもしれません。こうすれば、マインドフルな状態を保つ能力を、無理なく向上させることができます。

エクササイズ

実践する意志を表明する

少し時間を割き、マインドフルネス呼吸法を定期的に行うのに都合の良い時間と場所をノートに書き込みましょう。

時間や場所の変更が必要になった場合は、書き直してかまいません。このエクササイズの目的は、マインドフルネス呼吸法を実践する約束を自分と交わすことにあります。

おめでとうございます！　これであなたは、ストレスを軽減するマインドフルネスの実践方法を学び、それを定期的に実践する意志を表明しました。CBTを使おうが、マインドフルネスを使おうが、あるいはまたこのふたつのテクニックを併用しようが、あなたは自分の不安を克服するためのスタートを順調に切ったのです。

本章のキーポイント

- 不妊の問題があるときに、不安になるのは正常なことです。
- 自分の抱えている不安を具体的に挙げて理解することは重要です。
- 自分の抱えている不安は現在に関するものなのか、または未知の将来に関するものなのかを見きわめることは、不安の検証に役立ちます。不安とは将来に関するもので、将来は知りようがありません。
- 自分が心配性かどうか知ることは、自分が抱えている不安を客観的に見るのに役立ちます。
- 認知行動療法は、自分の抱える不安思考を検証して再構築するのに役立ちます。
- マインドフルネスを実践すれば、現在に意識を集中させて、経験を変えることができます。
- マインドフルネス呼吸法は、ストレス軽減の中心となるテクニックです。

第3章

不妊治療とうまく付き合うために

なかなか妊娠できないでいると、ある時点で、妊娠のしくみと自分のからだに関する情報が欲しくなるでしょう。情報を集めれば、自分の心配はもっともなものなのかどうかわかりますし、なにより妊娠をさまたげている問題を取り除くことができます。

不妊症の医学的な定義は、世界保健機構（WHO）では2年間の不妊期間を持つ人としていますが、妊娠を考える夫婦の年齢が比較的高い米国や日本の生殖医学会では、ふつう不妊期間1年以上の人を不妊症とみなしています。とりわけ、アメリカでは「妊娠しようとしているのに、35歳以上の女性では6カ月以上、35歳未満の女性では1年以上妊娠できない状態」が不妊症として取り扱われています。これは、あなたにとって重要な情報かもしれません。つまり、たとえどれだけ心配していたとしても、妊娠を思い立ってからまだ1年以上経っていなければ（35歳未満の方なら妊娠しようとしてからまだ半年以上経っていなければ）、心配にはおよばないということだからです。

本章では不妊治療専門医を選ぶときに考慮すべきことがらについて概要を紹介します。不妊治療クリニックを訪れたときに通常行われることについて説明し、自分の経験を整理してたどるツールも提供します。「コントロール力を身に付ける」セクションでは、不妊治療のストレス緩和効果ががあるジャーナリングというテクニックについて詳しく見ていきます。

不妊治療を受ける……

不妊症とみなされる期間を超えて医療機関にかからずに妊娠しようとしてきた人や、2回以上流産を経験した人、また月経不順のある人は、不妊症の検査を受けたほうがよいかもしれません。かかりつけの産科婦人科医に不妊治療の経験があれば、その医師が初回の不妊検査を行う場合もあるでしょうし、そうでなければ、専門医への紹介状を書いてくれるでしょう。不妊治療専門医（RE、アメリカの生殖内分泌専門医）とは、通常の産科婦人科のトレーニングに加えて、少なくとも2年以上不妊治療の研鑽を積んだ医師を指します（訳注／日本の場合は認定施設で3年間の研修の後に認定試験に合格した医師が、日本生殖医学会より生殖医療専門医として認定されます）。専門医の診断を受けるかどうかは、究極的には、あなた自身が決めることです。個人的な状況や医学的状況にもよりますが、ほかの人より早く専門医にかかるカップルもいます。

専門医を選ぶときには、考慮すべきさまざまな要件があります。たとえば、妊娠成功率、提供されている治療法、医師の経験、費用、医学的処置以外のサービスの提供（カウンセリングが提供されるかなど）、地理的な行きやすさ、クリニックの規模、治療方針、クリニックの雰囲気などが、そうした要件です。かかりつけ医も専門医の選択を手伝ってくれるかもしれませんが、自分で情報を把握していたほうが、安心して専門医を選ぶことができるでしょう。これから記載するのは、それぞれの要件に関する概要です。

✣ クリニックの妊娠成功率

不妊治療専門医を探すときに、まず知りたいのは、専門医あるいはそのクリニックの妊娠成功率でしょう。アメリカの公的機関である疾病管理センターのウェブサイトには、不妊治療専門クリニックごとの妊娠成功率が掲載されています（訳注／日本にはクリニック毎の成功率をまとめた公的なデータはありませんが、全体としての生殖補助医療の統計データは、日本産科婦人科学会のホームページで閲覧できます。巻末資料参照）。もちろん、あなたは、平均以上の結果を出しているクリニックにかかりたいと思うことでしょう。ただし、あらゆる年齢と症状の女性を扱っているクリニックの場合には、妊娠のチャンスがもっとも高い夫婦しか扱わないクリニックよりも、妊娠成功率が低く表れることに注意してください。そのため、候補のクリニックが見つかった場合には、治療対象の患者に関する情報を考慮に入れて、妊娠成功率を判断したほうがよいでしょう。

✣ 提供されている治療法

通常、クリニックのウェブサイトには、そのクリニックが提供している治療法が記載されていますが、特定の医師やクリニックに関する追加情報がほしい場合には、直接問い合わせてみましょう。

✣ 医師の経験

医師を選ぶ際には、経歴や研鑽に関する情報も含め、その医師のバックグラウンドについて考慮しましょう。その医師には、不妊治療の経験がどれぐらいありますか？　その医師は、あなたにとって重要となる特定分野を専門に手がけていますか？

✣ 費用

不妊治療の費用はクリニックによって異なります。クリニックのなかには、不妊治療の結果が出なかった場合に費用を低額に抑える「成功報酬」制の料金体系を持つところもあります。どのオプションが利用できるかについては、担当スタッフが説明してくれるでしょう。

✣ 医療以外の支援の提供

クリニックによっては、カウンセリングや治療費関連の相談などを提供しているところもあります。このような支援が重要な人もいれば、そうでない人もいることでしょう。こうした支援の多くは、不妊治療クリニック以外のところでも得ることができます。1か所ですべての支援が得られることが便利である場合もあれば、医学的処置以外の支援は他所で受けたほうが便利な場合もあるでしょう。

✣地理的な行きやすさ

不妊治療では、クリニックに何度も足を運ばなければならないことが往々にしてあるので、クリニックへの行きやすさを考慮することは重要です。不必要に長い時間を移動に費やさなければならなくなるとストレスがたまります。もしほぼ同じ条件のクリニックがふたつ候補に挙がっているなら、行きやすい場所にあるほうのクリニックを選んだほうがよいかもしれません。

✣クリニックの規模

クリニックの規模は、医師が1名か2名しかいないところから、非常に大きな施設までさまざまです。バックアップ体制の整っている大規模施設を好む人もいるでしょうし、親近感が湧くこじんまりしたクリニックのほうが落ち着ける人もいるでしょう。大きなクリニックを選ぶ際には、毎回同じ医師に診てもらえるかどうか確認したほうがいいかもしれません。

✣治療方針

治療方針もクリニックごとに異なります。たとえば体外受精を受けるのであれば、胚（受精卵）移植の方針について知っておいたほうがよいかもしれません。たとえば、一度に受精卵を何個まで移植するかについて、患者側で選択できるのか、それとも医師が決めるのか。移植する胚の数は医師によって異なります。この点は、あなたにとって重要になるかもしれません。というのは、移植胚の数が2個以上であれば多胎妊娠の可能性が出てくるからです（訳注／現在日本では、多胎妊娠を避けるため、日本産科婦人科学会が平成20年に移植胚数ガイドラインを定めています。巻末資料参照）。

✣ クリニックの雰囲気

クリニックの雰囲気は実際に出かければわかりますが、電話をかけただけでもわかることがあります。温かい対応、丁寧な心遣い、親しみやすい雰囲気などの程度は、クリニックによって異なります。もしあなたが、温かく親切な環境を求めているとすれば、そうした雰囲気を持つクリニックを選ぶだけでも、不安な気持ちをやわらげることができるでしょう。その反面、あなたにとっては施設の雰囲気より大切なことがあるかもしれません。ここでも、自分の好みを把握し、自分のニーズを優先させることが大事です。

◆エクササイズ◆

自分にとっての優先事項を見きわめる

自分の医学的ニーズ、人となり、財政状況を含めた、自分独自の状況について考えてみましょう。前述したさまざまな要件について考え、不妊治療専門医を選ぶ際に自分にとって重要な要件に優先順位を付けましょう。

優先事項が把握できれば、自分にとって最適な不妊治療専門医を探すのはずっと楽になるでしょう。

自分にとっての優先事項がわかったら、専門医探しを開始することができます。不妊治療専門クリニックを調べるつど、判明したことをノートに記録しましょう。

エクササイズ

リサーチ結果を記録する

候補となるクリニックの情報が書き込めるように、次のような項目をノートに書いておきましょう。

最初に、調べるクリニックの名前を書き込み、その後の各項目ごとに、覚えておきたいことを書きましょう。各チェック項目にプラスまたはマイナス記号を書き込んで格付けするのもよいでしょう。調べたら、必ず自分の優先事項に照らして検討しましょう。

不妊治療クリニックの名称〔　　　　　　　　　　　　　　　　〕
　妊娠成功率〔　　　　　　　　　　　　　　　　　　　〕＋・－
提供されている治療法〔　　　　　　　　　　　　　　　　〕＋・－

医師の経験（　　）＋・－
費用（　　）＋・－
医療以外の支援の提供（　　）＋・－
所在地（　　）＋・－
規模（　　）＋・－
治療方針（　　）＋・－
他の検討事項や印象（　　）＋・－

このリサーチ結果と優先事項に基づけば、自分のニーズにもっとも適したクリニックが選択できます。

不妊検査――どんなことをする？……

不妊治療クリニックでは、おそらく標準的な不妊検査に加えて、あなた独自の状況に適すると思われる追加の検査が行われるでしょう。通常の産科婦人科医のところで不妊検査をすでに始めていた場合には、二度手間になるのを避けるために、すでに行った検査結果を不妊治療クリニックに提出するとよいでしょう（訳注／不妊治療クリニックによっては、正確を期すために検査をすべてやりなおすところもあります）。

不妊検査はあなたのからだの中で起きている基本的な情報を手にするためだけに行うのではありません。潜在的な不妊原因から、卵管閉塞《へいそく》のように判明しなければ処置できない問題を除外するためにも行われます。また、アメリカ疾病対策予防センターの統計[10]によると、夫婦間の不妊原因が男性のほうにあるケースも約3分の1にのぼっています。そのため、不妊クリニックでは男性の検査も行います。

✣ 妊娠はどうやって生じる？

基本的な不妊検査について理解するには、妊娠のしくみがわかっていると役に立ちます。女性の生殖システムには、脳、卵巣、卵管、子宮が関わっています。不妊専門医は、生殖にかかわるこの4つの器官の健康状態を、月経周期のさまざまな段階で検査します。

女の赤ちゃんは、一生のうちに生成する「卵子《らんし》」をすべてそなえて産まれてきます。卵子は、「卵胞《らんぽう》」と呼ばれる、液体が充満した袋の中に納まっています。毎月の月経周期は、脳の基部に位置する「下垂体《かすいたい》」が「卵胞刺激ホルモン（ＦＳＨ）」を放出することによって開始されます。月経周期の3日目から5日目にかけてＦＳＨは卵巣を刺激し、複数の卵胞が卵子を排出する準備を整えます。卵胞の顆粒膜《かりゅうまく》細胞は、「エストラジオール（Ｅ2）」と呼ばれる成分を含む「エストロゲン」の生成を開始します。Ｅ2は、選択された複数の卵子を刺激して成熟を促し、排卵準備を整えます。

FSHとE2は協調して卵子の発育を刺激し、月経周期8日目または9日目までに、選択された複数の卵胞のうちの1個がリーダーになります。これが「主席卵胞」で、成熟したのちに卵子を排出（排卵）するのは、この卵胞です。

月経周期の12日目から14日目にかけて、下垂体はもうひとつのホルモンである「黄体《おうたい》形成ホルモン（LH）」を放出します。「LHサージ」と呼ばれる黄体ホルモンの急増が生じると、これが引き金となって、排卵が起きます。この段階の卵胞サイズは、直径18ミリから20ミリ以上になります。LHはまた、卵巣を刺激して「黄体ホルモン（プロゲステロン）」を生成させます。このホルモンは、着床にそなえて子宮内膜を整える働きをします。

卵子は卵巣から排出されると卵管内に取り込まれ、卵管膨大部《らんかんぼうだいぶ》に向かって移動します。一方、膣に入った精子は、子宮頸部を抜け、子宮、卵管へと女性生殖器官内を泳ぎ進みます。精子と卵子が卵管膨大部で出会うと受精が生じます。初期の胚（受精卵）は3日から5日かけて卵管内で発育してから子宮に向かい、子宮内膜に着床して、赤ちゃんとなって生まれる日まで、そこで成長します。

卵子を授精させる精子が存在しない場合、あるいは他の何らかの理由により胚が着床しなかった場合、子宮内膜ははがれ落ちます。この時点が、次の月経周期の最初の日になります。

なかなか妊娠できない場合には、これまで述べたことのいずれかが、起こるべきとおりに起きていない可能性があります。不妊専門医は、排卵が生じているか、充分な数の良好な卵子が生成されているか、ホルモンの濃度が妊娠を支えるに足りるレベルであるかどうかを調べます。

次に、女性・男性それぞれについて不妊検査の概略をまとめます。さらに詳しい情報は、各不妊治療クリニックや「全米不妊協会（ＲＥＳＯＬＶＥ《リゾルブ》）」という不妊をサポートするボランティア組織のウェブサイトなどで入手できます（巻末資料参照、英語のみ）。とはいえ、かかっている医師に直接尋ねるのが、いちばんでしょう。

✣ 基本的な不妊検査（女性の場合）

女性に対する基本的な不妊検査には、問診、身体検査、排卵に関する検査、卵巣予備能に関する検査、子宮と卵管の検査が含まれます。

【問診】

おそらく医師は、医学的問題に関する聞き取りから問診を始めることでしょう。年齢、不妊期間、すでに子どもがいるかどうか（以前は妊娠できたのに、妊娠できなくなったケースは、続発性不妊症〈いわゆる二人目不妊〉と呼ばれます）について尋ねられます。さらに、月経について、現在抱えている病気、夫婦生活の頻度と時期、潤滑剤の使用、アルコールとカフェインの摂取などについても聞かれます。質問の内容にはプライバシーにかかわると思えるものもあるかもしれませんが、あなたに影響を与えている可能性がある要因を探るために、医師はそのような情報も入手しなければなりません。

【身体検査】

徹底した身体検査も行われます。これには、「肥満指数（ＢＭＩ）」（体重と身長の釣合を示す計算値）、体毛の増加の有無、にきび、太りすぎか痩せすぎか、乳房や性器の発育状態といった検査が含まれます。医師はまた、内診と経膣超音波検査を行って、子宮筋腫や子宮内膜症や卵巣嚢腫《のうしゅ》などの器質的な問題がないかどうか調べます。

既往症や初期検査の結果に応じて追加の検査を行う場合もあります。検査の方法や必要性に関する最良の情報源は医師ですが、予測される検査に関する基本的な情報をこのあと記載しますので、参考にしてください。

【排卵に関する検査】

排卵の有無、そして排卵の時期も、知っておくことが必要です。不妊治療クリニックに行きはじめる前から「基礎体温」をつけるように、または市販の「排卵日検査薬」を使うようにと、かかりつけ医から告げられた人もいるでしょう。基礎体温表は、少なくとも1カ月間にわたり毎朝、起床直後に口（舌下）に女性用体温計を差し込んで測定した体温を記入します。正常な場合には、排卵による黄体ホルモン（プロゲステロン）の放出で、体温が摂氏0・3度ほど上昇します。排卵日検査は、排卵日の1日前または1日半前に急増する黄体形成ホルモン（LH）を検出する尿検査です。

【卵巣予備能に関する検査】

あなたがもっとも知りたい情報のひとつは、卵巣の機能状態でしょう。女性には生まれたときから限られた数の卵子（とはいえ、おびただしい数ですが）がそなわっていて、新たな卵子が作られることはないという事実を思い出してください。卵子は、排卵と月経、および「卵胞閉鎖」という自然のプロセス（訳注／1回の月経周期に選択された数百個の胞状卵胞のうち、排卵される主席卵胞以外の卵胞が閉鎖して消滅すること）により、閉経に至るまで失われ続けます。機能する卵子がなくなってしまうと閉経を迎えます。年齢が進むにつれて卵子は染色体異常を引き起こしやすくなり、ダウン症のような遺伝病を持つ赤ちゃんの生まれるリスクが増加します。生殖医療専門医は、卵子の量と質を判断する最初のステップのひとつとして「卵巣予備能」つまり妊娠継続ができる胚になれる卵子がどれだけ残っているかを知ろうとします。卵巣予備能は通常、血液検査と超音波の組み合わせによって診断されます。

月経周期3日目の卵胞刺激ホルモン（FSH）とエストラジオール（E2）の検査。前述したように、FSHとE2は、排卵準備のために卵胞を刺激するプロセス、および卵子を刺激して排卵のために成熟させるプロセスにかかわるホルモンです。FSHは脳の下垂体内で生成され、卵巣内の卵胞を刺激して成熟させます。卵子は、ひとたび成熟を開始するとE2を生成し、このホルモンが下垂体にメッセージを送って、それ以上のFSHの分泌を止めさせます。このFSHの抑制は、月経周期の3日目までに生じます。しかし、もしE2メッセージを送る成熟卵子が存在しないと、下垂体はFSHを分泌し続け、卵子を成熟させようとし続けます。

月経周期3日目のFSHとE2のレベルを測定すれば、あなたに妊娠するための健康な卵子が充分にあるかどうかについて、医師はかなり正確な見通しを手にすることができます。医師はまた、月経周期3日目に超音波検査を行って、刺激を受けて活性化しようとしている卵胞がいくつあるかを観察することがあります。卵巣予備能の低下という診断は通常、FSHレベルが高すぎる場合、またはE2レベルが通常より高い、あるいは低い場合、そして発育途中の卵胞数が8個未満だったときに下されます。

とはいえ、このような検査も万全だとは言えません。ホルモンレベルが正常であっても、卵巣予備能が不充分なことがあるためです。さらには、異常な卵巣予備能検査結果は、女性が自らの卵子では妊娠できないことを示すかなり確実な指標になることが研究で示唆されているとはいえ、わたしは、異常な検査結果を手にした女性が自らの卵子で妊娠できたケースを何度も目にしてきています。

クロミッド・チャレンジテスト。35歳以上の女性には、下垂体と卵巣が正常に相互作用しているかどうかを調べるために、クロミッド・チャレンジテストという検査を行う場合があります。医師はまず、月経周期3日目のFSHとE2のレベルを調べたあと、あなたにクロミッドを服用させて、卵巣の反応を見ます。クロミッドは排卵誘発剤で、もし充分な数の良質な卵子が存在すれば、排卵を刺激するはずです。その後、月経周期10日目に、FSHとE2のレベルをふたたび調べます。3日目の測定値と同様に、10日目もFSHとE2レベルが異常だった場合には、通常、成熟してE2を放出する卵子の数が不充分であること、すなわち卵巣予備能の劣化がうかがわれます。

【子宮と卵管の検査】

子宮と卵管に生じていることを知る最良のツールは、X線と超音波検査です。子宮卵管造影法（HSG）は、子宮の形状が正しいかどうか、そして卵管が詰まっていないかどうかを調べるための検査です。この検査はX線撮影が必要となるため、月経終了後に、レントゲン検査設備のある病院で行われるのがふつうです。検査の際には、X線を透過しない造影剤が、子宮頸部を通して子宮腔内に注入されます。造影剤は子宮と卵管の形を鮮やかにX線写真に浮かび上がらせるため、医師は異常がないかどうかを調べることができるのです。この検査により、受精卵が子宮に着床することを妨げたり流産を引き起こしたりしている病変やポリープや筋腫などがないかどうか、また、卵子が子宮に下降することを妨げている卵管内の閉塞がないかどうかなどを知ることができます。

卵管通水検査は、膣から子宮頸部を通して子宮に少量の生理的食塩水を注入してから、超音波で子宮および卵管を観察する検査です。食塩水が子宮をふくらませるので、医師は、子宮内腔を超音波ではっきり観察することができます。子宮の形が正常であるかどうか、着床を妨げたり流産を起こしたりする原因になる異常なポリープなどがないか、また卵管閉塞がないかどうかが調べられます。

✣ 基本的な不妊検査（男性の場合）

男性の不妊検査も問診から始まります。医師はあなたのパートナーに対して、以前に子どもを作ったことがあるかどうか、どのような薬を服用しているか、性感染症にかかったことがないか、どれぐらい運動しているか、などといった質問をします。医師はまた、身体検査をしたのちに、精液分析の段取りをします。この分析では、精子の数、精子運動率（泳ぐことができる能力）、精子の形状（大きさと形）、精液の液化（射精時のジェルのような状態から女性の体内で液化する能力）などが調べられます。さらに、精巣（睾丸）が正常に機能しているかどうかを調べるために、ホルモン検査が必要になる場合もあります。

✣診断

一般的な不妊検査が終わったあとには、あなた独自の状況にかかわる追加検査が勧められる場合があります。検査中に問題が見つかった場合には、そうした問題が原因である可能性に基づいて診断が下されるでしょう。また、もしかしたら、原因不明の不妊症だと言われるかもしれません。不妊の原因がまったくわからないカップルは10〜20パーセントにもおよびます。医学的診断や治療のオプションについては、医師との相談の上で決めるのが最善ですが、補足情報はネットで簡単に入手することができます。まず手始めに「RESOLVE」あるいは「米国生殖医学会議（ASRM）」のウェブサイトをご覧になるといいでしょう（訳注／日本では「日本生殖医学会」のウェブサイト「不妊症Q&A」などが役立つでしょう。巻末資料参照）。

クリニック受診の際にできること……✣

検査を受けたり医学的情報を集めたりしていると、質問したくなったり、不安感が強まってきたりすることでしょう。また、クリニックを受診する際にストレスが高まると、情報を正しく理解できなくなる可能性があります。

そんなときには、自分の考えをシステマティックな方法で整理すれば、状況が把握しやすくなりますし、状況をコントロールしているという自信も湧いてきます。それを可能にするひとつの方法は、受診記録をつけることです。受診の前後にこの記録に目を通せば、言われたことを思い出したり、質問を形にしたりするのに役立ちます。次の受診までに湧いてきた質問も書いておくといいでしょう。受診の際に持参して、医師の答えをその場で書き入れることもできます。受診記録は、専用のノートを作って書き入れるといいでしょう。

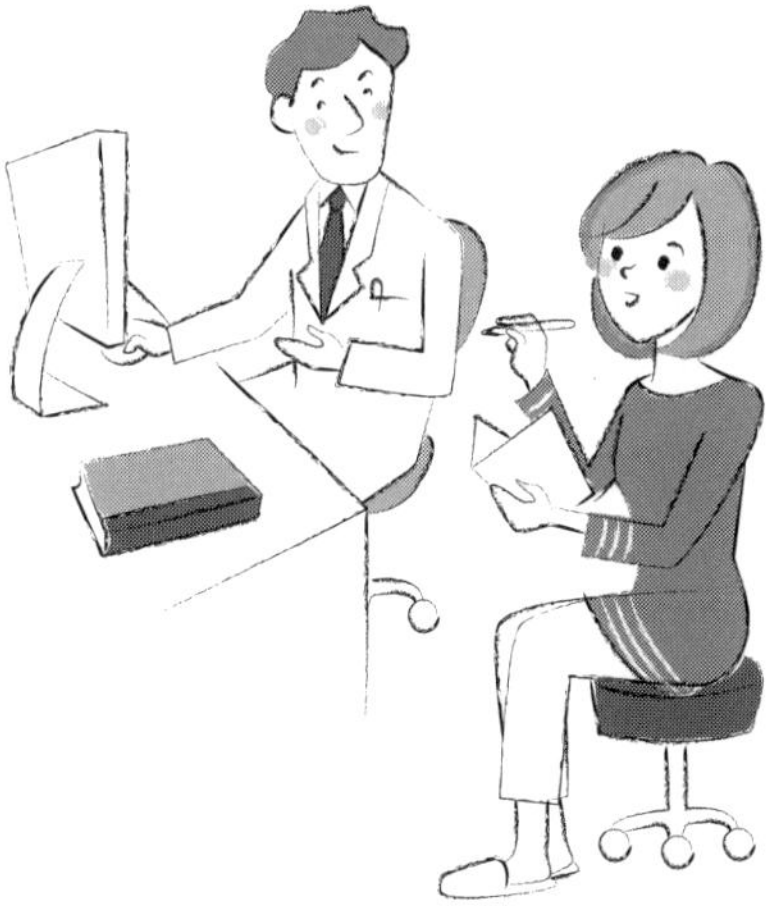

エクササイズ

医師への質問とその答えの記録

次のような表を作って、受診日時、訊きたい質問、医師の答えを記入しましょう。

受診日時	質　問	医師の答え

賢く専門医を選び、検査や治療法を理解し、医師に質問を上手に尋ねることができれば、あなたは状況をコントロールしているという感覚をつかめるようになるでしょう。そしてそのことが、最高の結果をもたらしてくれるかもしれません。

✣ 自分の不安を医学情報に照らしてみる

クリニックで医師の診察を受けたあとは、希望が持てる医学的情報を手にすることになるかもしれませんし、完全に望みを打ち砕かれるような情報を与えられることになるかもしれません。おそらく、ほとんどの人にとっては、その中間になるでしょう。たとえ検査の結果、原因不明不妊のグループに入ることになったとしても、他の問題を抱えている可能性は排除できたわけですから、以前より多くの情報を手にしたことになります。あなたの医学的状況も、検査結果や治療法への反応に応じて、これからどんどん変わっていきます。

検査結果には、がっかりさせられることもあるでしょうが、なにより、惑わされることがあります。というのは、医師はあなたの妊娠可能性を統計的確率に基づいて伝えるからです。このような統計的確率を示された場合には、**あなたは統計値ではなく、一人の人間であることを思い出すことが大切です。**統計的確率は、統計的確率以外の何ものでもありません。実のところ、医師があなたに伝える確率は過小評価されている可能性があります。なぜなら医師は、あなたがマインド・ボディ・テクニックを実践していることを考慮に入れていないのですから。あなたが本書を読んでエクササイズを実践している理由は、今まさに学んでいるマインド・ボディ・テクニックが、女性の妊娠チャンスを大幅に高めると何度も実証されているからにほかなりません[15,16]。

わたしは不妊症と取り組んできた中で、マインド・ボディ・テクニックを実践している女性たちが、妊娠の可能性はほとんど、あるいはまったくないと伝えられる姿を再三目にしてきました。でも、そんな女性の多くが、赤ちゃんを手にできたのです。勇気づけのために、そうした例をいくつか紹介しましょう。八人からなる不妊症患者のマインド・ボディ・グループのなかに、医師から妊娠可能性がまったくないと告げられた女性が二人いました。けれどもこの二人とも、グループ活動を続けるなかで妊娠に成功したのです。もう一人、妊娠は無理だろうと告げられた女性がいました。彼女は養子縁組を選択したのですが、養子を迎えた直後に妊娠して、無事出産することができました。次に紹介するジェシカのストーリーは、わたしがカウンセリングを手がけたなかでも、もっとも驚かされ、かつ勇気づけられたケースのひとつです。ジェシカは、一度は完全にあきらめたのでした。

高年齢というハンディを克服して妊娠出産したジェシカの体験

ジェシカは、卵子が老化しているため、自分の卵子で妊娠できるチャンスはまったくないと告げられていました。そして何度か体外受精に失敗したのちに医師の話を受け容れ、妊娠のチャンスを大幅に高めると思われた、卵子提供による体外受精を試すことにしました。

彼女は卵子のドナーを選び、卵子提供による体外受精周期に進みました。その結果、妊娠できたものの、妊娠初期に流産してしまいました。とことんやり抜く決意を固めていたジェシカは、もう一度、卵子提供による体外受精を試みました。しかし今度は妊娠できませんでした。その時点に至って、それまで数年間治療を続けてきたジェシカと彼女の医師は、卵子提供による体外受精によっても、妊娠してその状態を維持するのは無理だと、ついに観念したのです。

ジェシカは夢がかなわなかったことを悲しく思いましたが、もともと前向きな性格だったので、他の選択肢を検討することに意識を切り替えました。つまり、養子縁組をするか、子どもに煩わされない人生を生きるか、という選択肢です。養子縁組は、夫も自分も、そうしたいと思ったときに、いつでも実行することができる、とジェシカは考えました。結局のところ、彼女は夫との人生にも自分のキャリアにも喜びを感じていました。そして、実子を持たない人生を送ること、そして養子縁組もすぐにはしない、という考えが徐々に受け容れられるようになると、少しずつ日常生活の喜びが戻ってきました。彼女は妊娠しようと試みていたあいだに身に付けた健康的な習慣――良い食事をとり、適度に運動し、マインドフルネスの瞑想を行い、鍼《はり》師の治療を受け、プライベートな問題を心理療法で解消するという習慣――を実践し続けました。わたしに電話してきたとき、ジェシカは40代半ばに達していました。それは、まったく予期していなかったのに自然妊娠し、元気な女の子を出産したという報告でした。

あなたの状況はジェシカや前述した女性たち――望みはないと告げられていたけれども妊娠できた女性たち――の状況に、とてもよく似ているかもしれませんし、まったく似ていないかもしれません。でも、自分はそうならないと信じる理由がありますか？　例に挙げた女性は、絶望的な統計値を告げられたにもかかわらず良い結果を手にした実在する女性たちです。妊娠に役立つ要因についての科学的な理解は着実に進んでいるとはいえ、未だに謎や推量の余地は残っており、こうした事実とミステリーとの間に可能性が横たわっているのです。

✣ マインド・ボディ・テクニックだけを使うか、医学的不妊治療に併用するか

西洋医学の不妊治療は他のアプローチを使ってみたあとでなければ行わないと決めている夫婦もいれば、マインド・ボディ・テクニックを医学的不妊治療の補完手段として使っている夫婦もいます。これは、夫婦の意向と信念、年齢を含めた身体的状態、そして選択した手段への信頼とコミットメントなどに応じて下す非常に個人的な選択です。たとえば、年齢が若く、不妊につながる医学的問題も特にないけれども、ストレスのレベルが高くて不健康なライフスタイルを送っているとすれば、治療を受ける前にマインド・ボディ・テクニックをしばらく実践することは理にかなっています。一方、もし年齢との競争になり、医師に体外受精を試すように勧められた人なら、医学的治療とマインド・ボディ・テクニックとの組み合わせを、すぐにでも実践したほうがいいかもしれません。

コントロール力を身に付ける――ジャーナリング（日記や記録をつける）……✣

不妊症との取り組みは、さまざまな感情、事実、疑問、予定、決定事項などとの取り組みでもあります。「ジャーナリング」は、日記《ジャーナル》や記録をつけることによって、心を落ち着け、癒しを得るテ

クニックで、この困難な時期を乗り切るための優れた手段です。日記や記録をつければ、考えをはっきりさせて文字に残し、感情を解放して良い方に変えられるだけでなく、健康を向上させることさえ可能になります。

✣ジャーナリングの効用

テキサス大学の心理学教授で研究者でもあるジェイムズ・ペネベイカー教授は、一連の実験を通して、気分と健康の両方におけるジャーナリングのポジティブな効果を実証しました。ペネベイカー教授はさまざまな背景を持つ人々からなる数多くのグループに、人生のトラウマとなっている出来事またはそれまで自分にふりかかった最悪の出来事について、一度につき15分間、4日間にわたって内容を書きつけるように指示しました。その結果、困難な感情がジャーナリングを通して解き放たれたために、気分と免疫機能の両方が改善したのです[30]。さらに、トラウマとなった出来事について書いた人たちがその後6週間のあいだに医者にかかった頻度は、ささいな出来事について書いた人々より低下していました[31]。同じ研究でペネベイカー教授は、被験者の血液を採取し、疾患と戦う細胞が増加していたことも実証することができました。これは不妊治療にとっては、とりわけ興味深い点です。というのは、免疫機能に影響を与える自律神経系は、ホルモン機能にも影響を与えるからです。もしジャーナリングによる感情の解放が免疫系に良い影響を与えるなら、生殖に必要なホルモンにも良い影響を与えるのではないかと推測できます。

ジャーナリングが妊娠能力を高めるということを信じようが信じまいが、感情を表現することは確かに気分を上向きにして、不妊の問題に取り組む心の負担を軽くしてくれるでしょう。

✣ジャーナリングを使ってつらい気持ちに対処する

過去と現在の出来事を考えたときに浮かんでくるつらい感情を押しとどめるのは一苦労です。でも、このような感情を言葉にすれば、それが書きつけられたものであっても、単に口に出されたものであっても、心とからだの負担を軽くして全体的な幸福感を感じとることができます。

不妊問題に取り組むときには、たとえそれがどんなレベルの問題であっても、つらい思いや考えがあふれてきます。そのため、過去のどんなときよりも、今こそ、感情を解き放つことが重要になると言えるでしょう。不妊問題を抱える女性の多くは、それまで親しかった友人と疎遠になってしまったように感じることが少なくありません。不妊のつらさを経験したことがない友人とは、自分の心の奥底にある感情を分かち合いたくないという人もいるでしょう。さらには、ふだんは心の支えになってくれるパートナーでさえ、あなたが経験していることを完全には理解してくれなかったり、不妊問題について話すことにうんざりしてしまったりしているように見えるかもしれません。自分の心の奥底に秘めた思いを自由に綴れるジャーナリングという形で感情のはけ口を手にすることは、あなたのマインド・ボディ・プログラムの一部として、全体的な幸福感を築くために有益です。

ジャーナリングのやり方はさまざまで、その目的もさまざまです。前述したように、つらい感情を解き放ったり思考を整理したりするためだけでなく、予定や質問事項をメモしたり、マインド・

ボディ・テクニックの進捗状況をメモするためにも活用できます。また、言葉や絵によって自分をクリエイティブに表現するために使うこともできます。用途がどのようなものであれ、あなたのノートはすばらしい相棒になってくれるでしょう。

つらい感情に対処するためにジャーナリングを活用する場合には、このあとに記載するアプローチを使うといいかもしれません。ただし、どのようなアプローチを使う場合でも、このエクササイズを始めてからしばらくの間は、つらい感情を思い出すことになります（それが正しい姿なのです）。でもそれはストレスを生み出すことではないという事実を忘れないでください。あなたの感情は、もうすでにそこに存在しています。**自分の感情を認めて手放すことにより、ストレスは増えるのではなく、究極的に軽くなります。**治癒というものが、たいていそうであるように、あなたは一時的に今より落ち込むかもしれませんが、最終的には気分が明るくなるはずです。しばらく試みたあと、何らかの理由により、そうなっていないように思える場合には、どうしたらジャーナリングをもっともよい形で利用できるかについて、自分の内なる声に耳を傾けてみてください。

エクササイズ

過去のトラウマについて書く

前述したペネベイカー教授の手順にしたがって、一回につき15分ずつ、4日間連続して、人生最悪の出来事について書きましょう。子どものころに起きたことでもかまいませんし、人生のどの時点に生じたことでもかまいません。考えと感情が流れるにまかせましょう。文法や誤字、脱字などを気にせずに、流れるままに書き続けましょう。このように書くことは自分の経験のただ中に身を置くことであり、マインドフルネスの実践で「今この瞬間」に存在し続けることに似ています。これは、経験――そこにあるもの――から逃げるのではなく、経験を受け容れる方法であり、不快な経験をよりよいものに変える方法です。救いは古傷が開かれたときではなく、しばらくして傷が癒《い》えたときに訪れます。

一度に15分、4日間連続して書くという同じ手順を使って、心がうずいたり、つらく感じたりするテーマに絞ってこのエクササイズを実践することもできます。

エクササイズ

不妊について書く

不妊について、4回にわたって書きましょう。前述のエクササイズでトラウマについて書いたのと同じように行うことができますが、今回のテーマは、不妊症あるいは不妊症の怖れに絞りましょう。ここでも、文章の質や見かけなどは気にしないでください。ただ単に、あなたの考えと感情を表現しましょう。

不妊に関するあなたの感情を表現するもうひとつの方法は、不妊症を擬人化して、率直な対話を行うことです。自分の経験を見直し、原因に直接話しかけることにより、自分の感情、希望、怖れをさらけ出すことができます。

エクササイズ

不妊症と対話しよう

不妊症は招かれざる客のようなもの、つまり勝手にやってきた人で、あなたはその人と会話していると想像しましょう。不妊症は、ある時期にある場所で生まれた、服を着ている人間だと擬人化してみてください。そして、劇や小説の中であなたと不妊症が会話をしている場面を想像しましょう。ノートにこの対話を書きつけ、自分自身と不妊症それぞれの役になりきって演じてみてください。

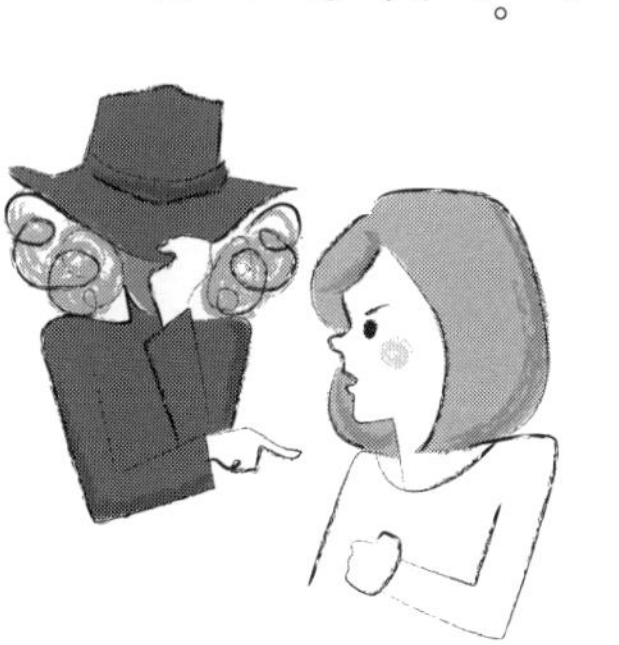

これは、現在も、そして不妊治療が進んだ段階でも、何度も立ち戻って行う価値のあるエクササ

イズです。不妊症とあなたの関係は、時が経つにつれて変化していきます。不妊症との対話は、自分の立ち位置を把握し、直面している困難の実態を知るうえで役立ちます。

定期的にジャーナリングを行うことはまた、ためこんだ自分の感情を解放する良い方法です。気持ちを解き放てば心の負担が軽くなります。

エクササイズ

現在抱えている問題について書く

日々の生活で生じていることについて、毎日日記をつけましょう。とりわけ、パートナー、友人、職場の同僚などとの人間関係に関する感情的な問題や、不妊の問題について感じていることについて書きましょう。このエクササイズを、日々行うマインド・ボディ・テクニックの一つとして実践しましょう。

自分の思考を記録し続けていくと、そうした問題に思い悩む時間が減ることに気づかれるかと思います。不妊問題以外のことに意識が集中できないと感じているときには、日記という形で自分の思考と感情を表現できる場所を手にすると、つらい思いから解放され、人生のほかの物事を楽しむことができるようになるでしょう。

✣ 他のジャーナリング活用法

人生におけるつらい出来事を書きつけるだけが、ジャーナリングの効果的な活用法ではありません。たとえば、感謝の記録をつける、絵日記をつける、詩を書く、といった他のタイプのジャーナリングも同じように有益です。

感謝の記録は、不妊と取り組む日々のなかで、自分の人生にある良いものに感謝するすばらしい方法です。毎日、感謝の念を抱いた5つの出来事を記録すれば、うまくいっていないことや潜在的にうまくいきそうにないことから、うまくいっていることに意識を切り替える助けになります。感謝の記録は、いつでも好きなときに書くことができますし、他のマインド・ボディ・テクニックを実践するときに、その前か後に書いてもいいでしょう。

絵を描くことは、心の奥底の感情を理屈で考えるのではなく、創造的に表現する手段です。絵日記をつけるのに芸術家になる必要はありません。マーカーやペンやチョーク、またはその他の使いたい道具を自由に使って、何でも浮かんできたものを形にしましょう。利き手ではないほうの手を使って描いてみるのも一案です。もし右利きだったら左手で、左利きだったら右手で絵を描いてみましょう。こうすると利き手を使っているときには使わない側の脳が活性化できますし、絵を描くことは芸術的な行為であるとは限らないことを教えてくれるでしょう。もちろん、あなたが芸術家だった場合には、本業のスキルを駆使して自分の気持ちが表現できるのですから、絵日記はまさにぴったりの媒体です！

絵を描くのと同様に、日記に詩を書くことも、質についてあまり心配せずに、頭に浮かんだことを流れにまかせて表現する手段になります。こうすることにより、理屈で考えることをせずに、自分の存在の隠された部分にアクセスすることができます。もし詩を書くことが大変に思われるようだったら、もっと簡単な形式——俳句などを参考にするといいかもしれません。とはいえ、このエクササイズの目的はルールにしたがうことではなく、創造力を活かして、自分の感情を解放することにあるのを忘れないでください。

日記や記録をつけることによって元気になる人はたくさんいます。どうかあなたも、うまくいく自分なりの方法が見つけられますように。ジャーナリングを行うときには、たとえどんなに短くても、必ず何かを毎日書くようにしましょう。日記は、あなたのすばらしい相棒になるはずです。

本章のキーポイント

- 不妊にまつわる不安と取り組むには、ある時点で、医師に相談することが必要になります。
- 不妊治療クリニックを選ぶときには、自分の優先事項を考慮してリサーチすることが大事です。
- 基本的な不妊検査には、夫婦それぞれについての検査が含まれます。
- 統計値は重要だとはいえ、あなた独自の結果を必ずしも正確に予測するものであるとは限りません。
- 日記や記録をつけるジャーナリングは、不妊治療に取り組む際の感情のコントロールを可能にしてくれる優れたマインド・ボディ・テクニックです。

第4章

感情のジェットコースター

不妊症への取り組みはよく、ジェットコースターにたとえられます。ある瞬間、あなたは赤ちゃんができたかもしれないという期待感に満ちあふれます。からだに波長を合わせると、妊娠したみたいに「感じ」られます。胸は重く豊かになり、生理も遅れています。赤ちゃんの名前を考え、赤ちゃんを胸に抱いて自宅に戻り、友人や家族にお披露目している自分の姿を想像します。でも次の瞬間、妊娠していないことが判明するのです。生理が訪れ、体外受精がうまくいかなかったことがわかります。それはまるで頂点から引きずり降ろされたような気分。ジェットコースターのレールのてっぺんから地面に急降下したような気分です。実際、ジェットコースターで急降下したときに胃が痛くなるように、心がキリキリ痛むでしょう。

けれどもジェットコースターと同じように、不妊治療が同じ地点に長く留まることはありません。あなたは体外受精をもう一度試したいと思います。だからがっかりしたことはさっさと忘れ、次の周期はうまくいくだろうと望みをつなぎます。胚移植を受けることになりますが、今までとは異なるプロトコールを使ったので、今度こそ夢がかなうだろうと期待します。ジェットコースターはふたたびレールを上がり始めます。でも、もし今回もうまくいかなかったら、希望から落胆への急降下は、前にもましてつらいものになるに違いありません……。こうして希望と落胆がめまぐるしく入れ替わると、感情のコントロールがとてもむずかしくなります。

本章では、不妊治療にまつわるつらい感情の理解を助け、そうした感情に対処するための戦略を伝授します。あなたがやるのは、自分の不妊ジェットコースターを見直して評価すること。自分自身の経験を理解することは、自分自身のための解決策を見つける出発点になります。「コントロール力を身につける」セクションでは、この感情のジェットコースターを安定して乗り切るための瞑想テクニックを詳しく紹介します。

感情の揺れ動きを理解する——なぜ不妊症はこれほど感情のコントロールがむずかしいのか？……

不妊症は、混沌とした強烈な感情を引き起こすことがあります。あなたもおそらく、幸せな期待感、悲しみ、怒り、羨望といった多くの感情を一度に、あるいは異なる時期に感じた経験があるでしょう。これほどコロコロ変わる感情をコントロールするのはとても大変です。でも、なぜこれほどむずかしいのかがわかれば、自分に対してやさしくなれ、対処するための戦略も立てることができます。きっと、このあとリストアップするのは、不妊症が感情のコントロールをむずかしくしている理由です。きっと、あなたにも思い当たるものがあるでしょう。

状況の変化に迅速に適応しなければならない。不妊症に苦しむ人は将来が読めません。そして迅速に感情を整え、新たな情報に基づいて計画を立て直さなければなりません。気分の浮き沈みは大きく、予期しない展開になって感情を抑えなければならないことも多く、現実的な問題に関する意思決定をしなければならないことも少なくありません。

暮らしのあらゆる面に影響がおよび、対処が必要になる。不妊症は、あなたのからだ、夫婦関係、家計、人付き合い、時間管理、そして総合的な人生設計を左右します。家を買うべきか、いつ買うべきか、仕事を変えるべきか、さらには休暇をいつとるかということまで、あなたが妊娠できるかどうかに左右されます。進むべき方向を決めたとしても、何かが起きて進路を変える必要が生じる可能性があります。不妊問題が解決するまで先に進めないという宙ぶらりんの状態になってしまったと感じる人も少なくありません。

不妊のストレスはたまっていく。最初のころあなたは、妊娠が自然に生じることを願っていたことでしょう。そうならないことがわかると、問題なしの状態から、潜在的な問題がある、そして医学的介入が必要な問題がある、という段階に進んでいくことになります。不妊治療クリニックに行き始めて補助生殖医療（ART）を使うようになると、医学的介入は、体に対する影響の小さいものから、より影響の大きいもの、そして非常に影響が大きいものへと変わっていきます。たとえば、子宮腔内授精法（IUI）（訳注／人工授精のひとつで、夫から採取した精子を妻の子宮内に人工的に注入する方法）がうまくいかないと、次は体外受精に進むことがよくあります。こうして時間が経つにつれ、うまくいく確率は、ますます低くなっていくように感じられるかもしれません。この時点で、何度か体外受精を受けることができる人も、また、そうしたいと願う人もでてくることでしょう。けれども年齢がネックになる場合もあります。なぜなら高齢化により妊娠能力が低下していたり、不妊治療クリニックが一定の年齢制限を課している場合があったりするからです。卵子提供を使う、代理出産を頼むという選択が必要になることもあります（訳注／卵子提供は日本では今まで原則的に実施されてきませんでしたが、すでに行っている医療機関もあり、容認に向けて検討が進められています）。年月が経つうちに、不妊治療をやめて、経済的・精神的資源を養子縁組といった代替案の家族作りに振り向けるというむずかしい選択を下さなければならない夫婦も出てくるでしょう。真剣に治療に励めば励むほど、そしてその期間が長くなればなるほど、ストレスはたまります。

不妊症には喪失感と悲しみが伴う。不妊症の経験には、たとえ最終的に幸せな家庭が持てたとしても喪失感が伴います。親密な夫婦生活の結果赤ちゃんを得て、幸せいっぱいの妊娠宣言と祝福がそれに続くことを望んでいるような人にとっては、不妊の問題は、たとえそれがどんなものであっても、喪失感を伴うものになるでしょう。それは期待していた経験の喪失、夢の喪失です。そしてもちろん、妊娠したと思ったのにそうでないことがわかった場合や、流産を経験した場合には、喪失感はさらにつのります。にもかかわらず、喪失の悲しみは複雑なものになることがあります。なによりも、あなたの喪失感は他の人には見えないかもしれません。あなたが不妊治療を受けているというプライベートな問題を知らないこともあるでしょう。また、それを知っている人も理解してくれず、リラックスすればいいとか、養子縁組をすればいいとか、結局うまくいくのだから心配ないなどと言って、あなたの気持ちをなだめようとするかもしれません。パートナーさえ、気にしすぎるな、などと言うことがあるでしょう。その理由は単に理解力不足のこともあるかもしれませんが、あなたを支え、励ましたいと思っているからこそ、そう言う表現になることもあります。けれども、こうしたことを言われると、あなたは、いちばんサポートを必要としているときに、一人ぼっちになってしまったように感じるかもしれません。この状態をさらに困難にするのが、悲しみを癒す「儀式」の不在です。通常、身近な人が亡くなったときには、お葬式やお別れの会など、思い出を語り合う機会が持てます。けれども望んでいたのに妊娠できなかったり、妊娠したのに流産してしまったりした場合には、誰かが亡くなったのにもかかわらず、それを共に悼む儀式が何もないように感じられることがあります。

ホルモンの変化が感情を高ぶらせる。ほとんどの不妊治療はホルモンの操作を伴いますが、これにより感情的な爆発が引き起こされる場合があります。不妊にまつわる不安から精神的ストレスをこうむっているときには、生理学的にも万全ではなく、精神的なストレスをうまくやりこなせないことがあるのです。

頑張らなければならないと思ってしまう。不妊症がストレスをもたらしているにもかかわらず、あらゆることを自分の能力以上にうまく扱わなければならないと思い込んでしまう人がいます。次に受ける体外受精は、うまくいくようにしたいでしょう。それに、おそらくあなたには、たとえば仕事など、責任を果たさなければならないことがあるかと思います。そうした責任は、不妊症の問題がどうなっていようが、常に果たし続けなければなりません。けれどもストレスにさらされていると、自分が抱えていることすべてに集中してうまくやりこなすのは、とてもむずかしくなります。

自尊心が低下する。不妊症は医学的な問題だとはいえ、がっかりさせられる結果を手にするたびに、自分のせいではないかと思ってしまうことがあります。自分自身をよく思えないのであれば、困難な時期にバランスのとれた心持ちで日々を過ごすことは、さらにむずかしくなります。なぜなら、自分を理解することが必要なときに、自分を責め、心の潤いを枯渇させてしまうのですから。

ネガティブな感情を抱いてしまう自分を責める。あなたは、わたしが不妊カウンセリングを通して出会ってきた数多くの女性に似ているかもしれません。こうした女性たちは、ネガティブな感情を抱いてしまう自分を責めていました。怒りやねたみといった感情は、快い感情ではありません。そのようなネガティブで不快な感情を抱くことは良くないと教えられて育った人は、そういう感情を抱く自分自身が嫌になってしまいます。とはいえ、そうした感情を抱くことはごく自然なことで、不妊症に悩む女性のほとんどが経験しています。

抱えている感情がどれほど複雑なものであっても、それに対処する方法はあります。今は不愉快な思いにさらされる困難な時期ですが、マインド・ボディ・テクニックの実践と医師の支援があれば、必ずくぐりぬけることができます。マリアンもそんな女性の一人でした。

感情のジェットコースターを降りて幸せをつかんだマリアンの体験

初めてセッションに参加した日、マリアンは感極まって泣き出し、自分の話をしている最中もむせび泣いて話が続けられないほどでした。マリアンが妊娠しようと努力し始めたのは、すばらしい新婚生活を送った1年後のことです。最初の1年間は家庭を築かずに新婚生活を楽しもうと二人で決め、そのあと妊娠するつもりでした。それから3年が経っていました。最初の1年間が過ぎたあと、マリアンは毎月妊娠を期待し続けたのですが、そのつどがっかりさせられました。かかりつけの産科婦人科医に相談したところ、特に問題はなく、人によっては妊娠に時間がかかることがあるのだから、このまま努力しなさいと言われたそうです。その後11カ月にわたって毎月落胆し続けたあと、マリアンは不妊専門医に相談しました。この医師はとても励ましてくれました。けれども、人工授精を試み、そのあと体外受精を数回受けたあとも、うまくいきませんでした。毎月失敗に終わるたびに、彼女は大きな喪失感に包まれました。マリアンの母親は、自分の血を分けた子どもを持つことにこだわる娘が理解できず、養子縁組をしたらどうかと勧めました。その結果、家族のあいだにまでぎこちない雰囲気が生じてしまったのです。

わたしのクリニックにやってきたとき、マリアンは失望感に打ちのめされ、4年前に結婚したときとは別人になってしまったように感じていました。そして、感情の乱れが結婚生活、仕事、そして彼女の人生にいる他の重要な人々との関係におよぼしているマイナスの影響を心配していました。最後の一撃となったのは、38歳になった彼女の卵子は老化して質が低下しているため、卵子提供を使った体外受精を考えたほうがよいと医師に言われたことです。マリアンは孤独感と挫折感を味わっていました。あまりにも長い間、とりわけむずかしい感情のジェットコースターに乗っていたため、落ちこんでしまった穴からどう抜け出したらよいのやら、見当もつかない状態でした。

わたしは、ほぼ9カ月にわたってマリアンのセラピーを手がけました。その間に彼女は、自分の気持ちを表現し、よりよい対処法を身に付け、最終的に代替案を見きわめて、自分と夫にとってもっとも良い解決策を選び出すことができました。

マリアンは、完全に自分と血のつながった赤ちゃんを持つことはあきらめなければなりませんでしたが、卵子提供により妊娠を果たすことができました。妊娠、出産、母乳による授乳を経験し、最初から赤ちゃんとの絆を築くことができたのです。卵子提供手段を使ったにもかかわらず、マリアンは、生まれてきた子は真に自分の赤ちゃんであると感じることができました。そして、かわいらしい赤ちゃんの写真とともに送られてきたわたしへの手紙の中で、母親になってどれほど嬉しいか、そして人生の暗黒期に彼女を支えたわたしの存在がどれだけ大きかったかと感謝を伝えてきたのでした。

マリアンが感情のジェットコースターに乗っていたときには、自分の卵子で生まれた赤ちゃんでなくても幸せになれるなどとは、決して信じなかったでしょう。けれども、ひとたびジェットコースターから降りて母親としての新しい役割を手にした彼女は、幸福感と満足感に包まれていました。母親になるまでの道のりのあいだに、マリアンは自分自身、自分のニーズ、そして自分の可能性について多くを学ぶことになったのです。

マリアンがセラピーをとおして見きわめた問題や身に付けた戦略の一部を、このあとに記載します。これらのエクササイズを行うことにより、あなたもマリアンのように、より総合的な理解、そして心の平穏と明晰さを見つけられるように願っています。

エクササイズ

不妊症が自分にとって、どれほど精神的につらい経験になってきたかを知る

以下の質問に答えることにより、自分にとって不妊症と取り組むことがどれほどつらいことだったかを見きわめましょう。質問の内容が自分には関係ないと思われた場合には、飛ばして次の質問に答えてください。

1. 不妊のせいで、将来の見通しや計画、治療法などを急に変えなければならなくなったことがありませんか？　それはどんなことでしたか？　そうした急な変化に対して、

どんな感情を抱きましたか？

2. 不妊問題が自分の生活にどんな影響を与えてきたかリストアップしましょう。また、不妊問題が、時間管理、家計、人間関係にどのような影響を与えてきたか、不妊の問題がこのような個々の分野において、どのような感情的および実質的な浮き沈みをもたらしてきたかを考えてみましょう。これらの分野で、計画を変更する必要が生じませんでしたか？　何が起きましたか？　どんな影響をこうむりましたか？

3. 不妊のストレスがたまっていませんか？　不妊症または潜在的な不妊症が最初に判明した時点の心の状態と、今の心の状態を比較しましょう。不妊症に取り組み始めたときには、どのように感じていましたか？　節目、節目で、どのように感じてきましたか？　どんなときに幸せに感じ、どんなときに最低の気分になりましたか？　今はどのように感じていますか？

4. 喪失感を抱いたのはどんなときでしたか？　失くしたものを悲しむことができましたか？　落胆して悲しい思いをするとき、支えてくれる人はいますか？　喪失感に向き合い、それを解消することができる儀式のようなものがありますか？

5. ホルモンの使用、あるいはホルモンの操作を行う薬物治療を受けている場合、ホルモンの影響が現れていませんか？　何か変化が起きませんでしたか？　ホルモン治療を受けていない場合には、月経前症候群（ＰＭＳ）のようなホルモン変化を伴う症状や、流産に伴うホルモンの変化を経験したことがありませんか？

6. 自分はどれぐらい頑張らなければならないと思っていますか？　自分は、あらゆることに対して、ふだんの能力以上にうまく取り組まなければならないと思っていませんか？　落ち着いて考えたとき、自分の考えは理性的なものだと思えますか？

7. 不妊症は、自分らしさにどんな影響をおよぼしたと思いますか？　自尊心が低下していませんか？

8. 自分が抱いている感情と折り合いがついていますか？　ネガティブな感情を抱くことについて自分を責めていませんか？

感情の浮き沈みに対する戦略

さて、これで感情のジェットコースターについて検証作業が終わりました。今度はそれを切り抜けるための戦略を紹介しましょう。

✣ 変化する状況に反応する

現在生じていることをよく見きわめ、それをやりこなしている自分をほめれば、変化に反応する方法に大きな違いを生み出すことができます。次に示すのは、基本的な手順です。

● たとえ変化に対応するのがむずかしい場合でも、変化に対応している自分をほめる。

- 変化がポジティブなもの、有益なものであるときには、ちゃんとそれに気づく。
- 自分の不妊症に関するもっとも正確で完全な情報を集めることにより、自分がとれる選択肢や最善策について自信が持てるようにする。
- 本書で学んでいるマインド・ボディ・テクニックを使って、不安定な状況でも自分をしっかり保てているという感覚をつかむ。

変化が激しく先の見えない状況では、あなたの人生に、予測のつく、いつも変わらない部分を持つことが重要です。それは金曜日の晩にピザを食べるようなことでもかまいませんし、毎日決まった時間に犬の散歩に出かけること、講座の受講、定期的に開かれる行事やスポーツイベントに参加するようなことでもかまいません。リラクセーションと瞑想テクニックを決まった時に決まった場所で行うといったことでもいいでしょう。

エクササイズ

日々の暮らしに一貫性を築く

予測可能で心地よく感じられる活動、かつ変化のただ中で心のよりどころとすることができるような活動をリストアップしましょう。そして、これらを毎日の暮らしの一部にしましょう。気分が動揺したときにこのリストを見れば、自分には、心のよりどころにできることがあるとわかって安心できるでしょう。

✣ 不妊の影響を受けている面と取り組む

不妊の影響をこうむっている面を注意深く見直し、小さくてもポジティブな変化を起こして少しでも改善することができれば、気分はずっと落ち着きます。次にあげるヒントが参考になるかもしれません。

- 自分のニーズを把握し、それを効果的にパートナー、友人、家族に伝えることにより、人間関係を強化する。
- 自分の経済状況にもっとも適した不妊治療の選択肢を選ぶ。都合できる予算について現実的になり、それに応じて計画を立てる。
- 職場で抱えているストレスについて考え、それを軽くする計画を立てる。少なくとも、そうしたストレスを大局的に把握する。
- 長期計画を見直す。パートナーとともに見直しを行い、現在ある計画がストレスの元になっていないかどうか確認する。

エクササイズ

小さな一歩を踏み出す

不妊が自分の人生に与えている影響について考えてみましょう。もっとも影響を受けているのはどの面ですか？　もっとも影響が少ないのはどの面ですか？　大きな影響を受けている分野について、少しでも改善できる方法を探しましょう。人生のある面を改善する方法が見つかったら、それがどんなに小さなものでも、自分をほめてあげましょう。小さな一歩を踏み出すことができれば、解決を目指す思考モードに入ることができます。そして時が経つうちに、より多くの解決策が見つけられるようになるでしょう。

✣ たまったストレスと取り組む

新たなストレスが以前からのストレスに加わると、心が疲れ果ててしまったり、ひどくすると、うつ状態に陥ったりすることもあります。次に示すのは、たまったストレスと取り組むヒントです。

● たまっていくストレスの性格を知り、マラソンと同じように、時間の経過にしたがって疲労がたまるという事実を認識する。

- 自分のエネルギーの蓄えを意識してチェックし、燃料切れになりそうなときを知る。
- エネルギーを回復して人生を楽しめるようにする活動を見つける。
- 治療に差し支えなければ、不妊治療をしばらく休むことを考える。
- パートナーと不妊問題について話し合う時間を制限することにより、もっと楽しい夫婦関係が保てるようにする。

自分をリフレッシュしてくれる物事を意識していないことはよくあります。そのため、リストを作っておくと役に立つでしょう。

エクササイズ

気分がリフレッシュできることを見つける

気分がよくなることをリストアップしましょう。読書のようなことから、散歩、ヨガ、映画鑑賞、友人とのおしゃべり、香りの良いお風呂に入る、といったことまで、なんでもかまいません。

毎週、こうした活動をひとつ以上行いましょう。不妊治療の困難な時期に差しかかっていると感じたら、このリストに載っていることを実行して、気分をリフレッシュしましょう。

✣ 喪失感と悲しみに取り組む

深く悲しむことは人生の重要な一部です。喪失感を抱いたときには、無理やり忘れようとはしないでください。むしろ、悲しむための時間をとりましょう。次は、悲しむことに関するヒントです。

- 自分の喪失感を大事にする。悲しみにくれる時間をとる。
- 自分にやさしく接する。
- 悲しみに浸るための儀式を生み出す。あなたにとって意味があるならば、ささいなことでもかまいません。たとえば、失った赤ちゃんに手紙を書く、パートナーと散歩に出かけて、起きたことについて思いを共有する、といったことが考えられます。
- 自分の話をすることができるサークルを作る。地域のサポートグループに参加したり、ネット上のグループに参加したりするのもいいでしょう。

エクササイズ

喪失感について書く

少し時間をとって、自分が喪失感と取り組んでいる方法について書き出してみましょう。あなたには、気持ちをほんとうに理解してくれ、サポートしてくれると信じられる人がいますか？　自分の喪失感を大事にするために行う儀式が思い浮かびますか？

自分の気持ちを書き出し、自分に頼れる人がいることを意識するだけで、喪失感への対処は楽になります。

✣ホルモンに対処する

不妊治療中には、ホルモンがあなたの気分や世界観に影響を与えます。次は、こうした状況に対処するためのヒントです。

- 自分が経験している感情は、今が一番強烈であるという事実をしょっちゅう思い出しましょう。ホルモンが元のレベルに戻れば、感情はもっと穏やかになります。
- 「強烈な感情を抱いたからと言って、自分や他の人、ある状況や世の中について自分が抱いている考えが正しいわけではない」という考えを試し、その通りであることを認識しましょう。
- あなたが感情的になっているときや、支えを必要としているときにパートナーに送るサインを前もって決めておきましょう。ユーモアを込めることもできます（「ホルモン襲来！ すぐに逃げて！」とか「ホルモン襲来！ わたしをハグして！」などというように）。
- ホルモンは、母親になることを助ける物事の一部だと考えましょう。やさしく、思いやりを込め、理解をもって自分と接しましょう。
- 動揺させられるような状況は避けてもいいのだと自分に言い聞かせましょう。そして、癒される物事に注意を集中させましょう。あなたは今、多くの困難なことに取り組んでいて、自分をいたわることが必要であることを思い出しましょう。

エクササイズ

ストレスがつのる物事を避ける

ストレスを感じる物事や人をリストアップして、避けられるかどうか自問してみましょう。答えが「はい」であれば、避ける方法を書き出し、それを実行しましょう。

避けられるかどうかわからない物事がある場合は、もしそれをやらなければどうなるか、その結果、どれほど状況が悪くなるか考えてみましょう。あなたの人生に重要な人たちの気持ちに注意を払う必要があるとしても、**今は、あなた自身をいたわるのが最優先であることを忘れないでください。**

✣ 自分が自分に設定した過度の期待に対処する

自分に高い基準を設定している人は、自らの行動に幻滅してしまうことがあるかもしれません。

もしあなたがそんな人の一人だとしたら、自分はこうあるべきだ、という考え方自体が非現実的なものではないかと考えてみましょう。不妊問題とは困難が伴うもので、あなたは赤ちゃんを手にするためにできることをちゃんとやっています。次の戦略を実践すれば、心が軽くなるかもしれません。

- 多くの困難が押し寄せるなかで頑張っている自分をほめる。
- 今は自分の人生の非常事態であり、自分はちゃんとやっていると、自らに言い聞かせる。
- 自分らしくない行動は、ホルモンのせいであるかもしれないことを思い出す。
- 不妊症の解消のため、そしてこれからの人生のために、困難を克服し、変化に適応し、あらゆる努力を払ってきたことを常に思い出す。
- 不妊症との取り組みは誰にとってもむずかしいことで、ストレスに反応してしまうのは正常だという事実に気づく。
- 同じ状況にいる人とつながる。
- 完璧でなければならないという思いを捨てる。
- ポジティブなことに意識を向ける。
- たとえどんなささいなことでも、成功したことに目を向ける。
- 「しなければならない」という考えを手放す。
- 赤ちゃんを手にするために努力したすべてのことについて、自分をほめる。

あなたが今までたくさんの困難を克服してきたことは間違いなく、そのことについて自分をねぎらってあげることが必要です。難局をやりこなしたことは何度もあるでしょう。たとえば、不安をかきたてられる診察に出かけた、職場や家庭内で生じた危機に対処した、小さな子どもを連れた母親をたくさん目にする店で感情を抑えた、というようなささいなことであってもかまいません。そうした状況をうまくやりこなしたことを思い出すのは、よいエクササイズになります。

エクササイズ

自分をほめる

困難な状況をうまくやりこなしたことをリストアップして、自分をほめてあげましょう。うまくやりこなしたということは、勇気と決意をもって困難な状況をくぐり抜けたということです。無感覚になって時を過ごしたわけではありません。次の文章をノートに書き写し、最初の空欄に自分の名前を、次の空欄に成し遂げたことを記入しましょう。

「　　　」さん、あなたは「　　　」を成し遂げました。

がんばりましたね!

時が経つにしたがって、リストの項目を増やしていきましょう。そうすれば、ポジティブなことに気づいて自分をほめる習慣が身に付きます。

✣ 自尊心の低下に対処する

不妊と取り組む女性が自尊心の低下を経験するのは、よくあることです。次に示す対処法を実践しましょう。

- 自分の特徴は「不妊」ではないと自分に言い聞かせる。
- 自分が大事にしている特徴や、今まで成し遂げてきたことのリストを作る。
- 自分は今、自分に落ち度のない不妊症と取り組んでいることを忘れないようにする。メガネやコンタクトレンズがあなたの落ち度で必要になるわけでないのと同様に、不妊症もあなたのせいではありません。
- 何か得意なこと、気分が上向くことをする。
- あなたの価値を尊重し、あなたを愛してくれる人で周囲を固める。
- 自分の心の奥底と結びつくことができるマインド・ボディ・テクニックを実践する。

自分の好きなところ、他の人が認めているあなたの良いところ、自分が成し遂げてきた成果に意識を向けることは大事です。こうしたことは不妊によって変わることはないものの、不妊問題にばかり意識が向かうと、自分の長所に気が付かなくなってしまうことがあります。

エクササイズ

自分の長所に意識を向ける

時間をとって、自分に自信が持てるようになることをリストアップしてみましょう。どんな考えや人々や活動が自信を持たせてくれるかを考え、そうしたものや人とつながる機会を増やすように計画しましょう。

✣自己批判に対処する

つらい状況にいても、常に幸せで寛大な気持ちが抱けると考えるのは非現実的です。ねたみや怒りといった感情を抱くのは、まったく正常です。**あなたは、ネガティブな気持ちを抱くことについて自分を責めていませんか？**　もしそうだとしたら、次の対処戦略を実行してみましょう。

- あらゆる感情は理由があって浮かび上がってくるもので、感情自体に良し悪しはないことを認識する。
- 感情には、心地よいものも、そうでないものもあり、人はだれでも、心地よく楽しい感情だけでなく、あらゆる感情を抱くという事実を思い出す。

● このテーマについて書かれた本を読んだり、あなたの経験の正当性を裏付けてくれる人に話したりする。そうすれば、自分は単に生身の人間にすぎないとわかるでしょう。
● マインド・ボディ・テクニックを使って、自分に自信が持てるようにする。テクニックを実践するにつれ、自分や他人ともっと仲良くなれるはずです。
● 怒りやねたみを抱くとき、そうした感情は相手に原因があるわけではなく、赤ちゃんを手にしたいという熱望の裏返しにほかならないことに気づく。
● できるときはいつでも自分をいたわる。あなたはできるかぎりのことをしているのですから。

ある種の考えや感情を抱くことについて自己批判しているとしたら、おそらくもっともあなたを厳しく見ているのはあなた自身でしょう。そして、自分の気持ちを誰とも分かち合っていないのではないでしょうか。もしそうだとしたら、あなたは自分の内なる批判者の声しか聞いていないことになります。あなたを支え、安心させてくれるような人と自分の気持ちを分かち合えば、自分にやさしくなれます。あなたのことを理解し愛してくれる、完璧に賢く愛情豊かな人がいると想像するのもよい方法です。

エクササイズ

自分をいたわることを学ぶ

あなたを批判せず、支えて安心させてくれる実在の人または空想上の人に、自己批判について相談しましょう。その結果受け取ったなぐさめの言葉をノートに書き込みましょう。

自分のことを批判していると気づいたときには、いつでも対処戦略のリストに立ち戻りましょう。このリストを見れば、どうやって自分をなぐさめたらよいか思い出すことができます。そうすれば厳しい自己批判を、あなたが必要としている支援と元気づけの言葉で置き換えることができるでしょう。

コントロール力を身に付ける――瞑想

おそらく不妊ジェットコースターと取り組むうえでもっとも不満に感じられるのは、自分ではコントロールできない問題があまりにも多いことではないでしょうか。どれほど自分を大事にしようと思おうが、どれほど楽観的で安定した態度をとろうと努力しようが、不妊ジェットコースターは思いもよらないカーブを曲がって、新たな問題を突き付けてきます。望んでいたように物事が進まないときには、暗い感情の穴に落ち込んで、自分とも自分のまわりの世界とも相容れないように感じることがあるでしょう。その反面、落胆を心の奥底に到達するきっかけにして、内部と外部の資源すべてを統合し、最高の自分になることも可能です。

瞑想は、感情のジェットコースターをしっかり乗り切れるようにあなたを支援し、不妊問題と取り組む力を高めてくれます。まず、人生全般の物事がそうであるように、不妊問題にも自分でコントロールするのは不可能な部分があるという事実を認めなければなりません。この事実を認識して容認すれば、コントロール可能な部分——すなわち自分の思考と感情という心のありかた——を使って状況を改善する方法を学ぶことができます。瞑想はまさにそれを可能にしてくれる大昔からある現代的なツールです。今瞑想の習慣を身に付ければ、危機をチャンスに変えることができます。瞑想は、感情の起伏を安定させる真に達成感のある方法であるだけでなく、人生全体を通して、あなたをより幸福で健康的な人にしてくれるものになるでしょう。

✣ 瞑想とは

瞑想は、焦点を定め、集中し、精神統一を行う力を養う手段です。焦点を合わせる対象は個々の瞑想のスタイルと考え方によって異なります。瞑想法にはさまざまな学派がありますが、ほとんどの人は、それらを大きくふたつに分けています。そのひとつは、集中型の瞑想で、マントラや他の何らかの対象に精神を集中させるもの。もうひとつはマインドフルネスの実践で、第2章で紹介したマインドフルネス呼吸法のように、感覚や、今現在の瞬間に存在することに意識を集中させるものです。

本セクションでは、両方のタイプのさまざまな瞑想法、そして瞑想を暮らしの中に取り入れる方法を紹介します。大事なことは、自分に合った瞑想法、つまり実際に実践し続けることができる瞑想法を見つけることです。どの瞑想法を選ぶにしても、瞑想は東洋の宗教に根ざすものであるとはいえ、まったく宗教色なく実践することが可能であり、どのような宗教を信じていても、あるいはまったく宗教心がなくても、支障はないことを知っておいてください。

✣ 集中型の瞑想

集中型の瞑想は、その名が示すように「マントラ（真言《しんごん》）」や繰り返し唱えるフレーズなど、あるひとつのものに集中することによって行います。一点に集中するのは、そうすることによって精神を静め、安らぎ、明晰さ、および自分と世界を知る奥深い手段を得るためです。このタイプの瞑想法を習い始めたばかりのときは、頭の中が数多くの考えや不安でいっぱいになって、精神が静まるどころではないでしょう。けれどもそれは正常なことで、瞑想する能力が欠けているわけではありません。精神の仕事は考えることなのですから、精神がやるべきことをやっても、がっかりする必要はありません。仏教では「心猿《しんえん》」という言葉を使って、ちょうど猿が騒ぎ立てながら枝から枝へ飛び移るように次々とうつろう思考の傾向を表します。自分の精神が集中を欠いていると気づいたときは、何かを考えていることを素直に認め、自分にやさしく接し、意識を穏やかに呼吸と集中の対象に戻しましょう。最終的には、自分は思考ではないということに気づき、心に去来する思考を見つめる根幹的な部分に自分を重ねられるようになるでしょう。

この瞑想法を実践する際には、思考は過ぎゆく雲のようなものだと考えるとやりやすいかもしれません。あるいは、受信メールのようなものだと考えてもいいでしょう。メールが届いたことはわかっていても、それを開封して多くの注意を払う必要はありません。役に立つかもしれないもうひとつのイメージは、波立つ海面の下にある静かな深い海です。さまざまな思考で海面が波立っていたとしても、あなたの心の奥底には静かな場所があります。瞑想は——とりわけ長い期間練習を積んだあとには——心の奥底にある深い静寂を見つけるのに役立ちます。

このあとのエクササイズでは、さまざまな対象を使って集中する瞑想法を紹介します。どの瞑想法が自分に合うか試してみてください。ひとつの瞑想法を数週間試してから他の方法を試すというようにして、個々の瞑想法にどう影響を受けたかに注意を払いましょう。初めて瞑想法を試す人は、1回につき5分から15分の瞑想から始めて、徐々に時間を延ばしていくといいでしょう。各セッションの前には、何度か深呼吸をして精神を集中させましょう。

【マントラを使う瞑想法】

これは伝統的な瞑想法で、精神を集中させる対象はマントラです。ヨガをやっている人や伝統的なマントラを使いたい人は「オンナマシバヤ《Om Nama Shivaya》」（訳注／「シヴァ神を拝み奉ります」の意）や「ハムサ《Hamsa》」（訳注／「わたしはそれである」の意）、あるいはそれまでに出会った他のマントラを使うといいでしょう。ヨガの伝統では、こうした音には瞑想の境地に入りやすくするバイブレーションがあると考えられています。

けれども、わたしがセラピーを手がけている人たちのほとんどは、自分にとって意味のある言葉をマントラとして選んでいます。選んだ言葉やフレーズで象徴する内容が引き出されるので、とてもよい瞑想法になります。自分にとって意味のある言葉は、不妊症と取り組んでいるあいだも、そしてそれを乗り越えた将来にも、元気が出たり落ち着けたりする思考、感情、あるいは状況をもたらしてくれるでしょう。

最初のステップは、自分にとって効き目のある単語やフレーズを見つけることです。使う単語が時の経過につれて変わっても、まったく問題はありません。その反面、長期間にわたって効き目をもたらしてくれる言葉を最初から選びたい人もいるでしょう。元気が出て、落ち着くことができる言葉が見つかれば、あなたはいつでも戻ることのできる精神的な家と霊的なシェルターを手にしたことになります。そんな家があれば、もう雨が降っているときに、ずぶ濡れで立ち尽くす必要はなくなります。

エクササイズ

マントラまたは集中するための単語を使う瞑想

リラックスできる時間を割いて、集中するための単語やフレーズを探しましょう。あなたが集中できる言葉であれば、どんな言葉を選んでもかまいません。言うまでもないかもしれませんが、もしあなたがこのエクササイズをするにあたって、わたしが手がけてきた多くの女性と同じように感じているなら、少しの時間、静かな場所で心を穏やかにして自分について考えてみることをお勧めします。

では、まず何回か深呼吸してください。肺に空気を充分に吸い込みましょう。息を吸い込むとともにお腹がふくらみ、息を吐くとともにお腹がへこむように深く呼吸しましょう。うまくできているか確認するために、お腹に両手を当てて行うといいかもしれません。

あなたにとって意味のある単語やフレーズを見つけるために、深呼吸しながら、次の質問を自分に対して行い、意識に何がのぼってくるか見てみましょう。

- わたしが愛しているものは？
- わたしが感じたい気持ちは？
- わたしが身に付けたい長所は？
- わたしが美しいと感じるものは？
- わたしに安全だと思わせてくれるものは？
- わたしに希望を抱かせてくれるものは？
- わたしを幸福にしてくれるものは？

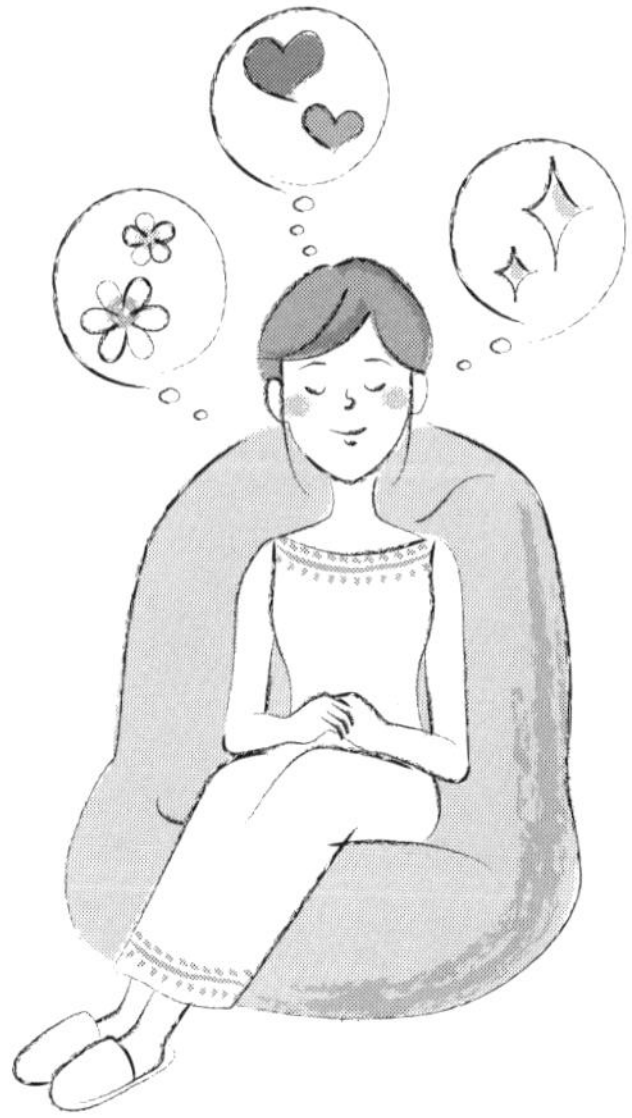

これらの質問に対する自分の答えを吟味しましょう。答えのなかに、瞑想の際に集中するための言葉として使いたいものがありませんか？　これらの質問に関係なく心に浮かん

できたことがありますか？　わたしのクライアントが使っている言葉には、次のようなものがあります。「信頼」「愛情」「神さま」「リラックス」「平穏」「信じる」「信用」「希望」「忍耐」「わたしは落ち着いている」「わたしの心は穏やかだ」

集中するための単語やフレーズを選んだら、邪魔の入らない居心地の良い場所で、できれば背筋を伸ばして楽な姿勢をとりましょう。そして、深く、ゆっくりと呼吸します。息を吸い込むときには、声を出さずに、マントラを心の中で自分に言い聞かせます。そして息を吐くときも、同じように自分に向かって無言でマントラを言い聞かせましょう。意識がわきに逸れてしまうときには、おだやかに意識を呼吸と自分が選んだ言葉またはフレーズに戻しましょう。

【集中するための他の対象】

集中する対象を単語やフレーズ以外のものにしたいと思われる方もいるでしょう。対象は、音、香り、愛情を抱いている物や人などでもかまいませんし、自然に存在する物でもかまいません。

エクササイズ

音を使う瞑想

静かに座りましょう。邪魔の入らない居心地の良い場所で、できれば背筋を伸ばして楽な姿勢をとってください。マインドフルネス呼吸法を使って、何度か深く息をします。目を閉じ、あらゆる意識を周囲の音に向けます。明らかな音も、目立たない音もすべて聞き取ってください。どんな音か、何の音か、好きな音か嫌いな音か、といった判断を一切せずに、完全に音に浸ってください。ただそれを音としてとらえましょう。

初めて瞑想を行ったとき、わたしは単純な対象物を使いました。まず試したのは、刃のように細長い草の葉です。他の物事をすべて忘れ去るまで、この葉に意識を集中させました。その後、ろうそくの炎、バラの花も使ってみました。瞑想に関する他の物事でもそうですが、大事なのは、対象物の経験に没頭するということです。意識を集中させる対象が何であろうが、いつ瞑想を行おうが、邪魔の入らない場所で楽な姿勢で座って、何度か深呼吸をすることから始めるという原則には、常にしたがってください。

香りを使って行う瞑想は、まず集中したいと思う香りを見つけることから始めます。香りのついたろうそく、刈られたばかりの芝生、コンロで温めているりんご酒の香りなど、好きな香りであれば何でもかまいません。そうしたら、言葉や音に集中するときと同じように、その香りを経験することに没頭しましょう。浮かんでくる他の思考や不安は押しのけ、官能的な香りを経験することに意識を戻しましょう。

愛情の対象は、ペットやパートナーから、霊的存在や象徴まで、愛情を抱いているものなら何でもかまいません。目的は、愛情を抱いている何かまたは誰かを見つけて、自分の注意を意識的に、この何かまたは誰かに向けることにあります。瞑想の際には、愛情の対象を思い浮かべたり、名前を呼んだり、単に愛情の対象のそばにいると感じたりすることによって注意を集中させます。

心の平穏をもたらしてくれる自然の物質に意識を集中させたいと思われる方もいることでしょう。日の出や日の入り、満天の星がまたたく美しい夜空、大海原といったものでもかまいません。瞑想する際に、イマジネーションの中で自然を目にし、それに触れて経験することもできますし、戸外で座って瞑想を行い、実在する何か心の安らぐものに意識を集中させてもいいでしょう。

【数字を使う瞑想法】

わたしがセラピーを手がけた多くの人にとって、もっとも簡単で、日々の忙しいスケジュールにも簡単に組み込める瞑想法は、腹式呼吸と数字を数えることを組み合わせたものでした。10から1まで逆に数え、一個数えるごとに息を吸って吐く呼吸を一回行うというこのやり方は、簡単かつ効果的に瞑想の境地に至ることができる手段です。

この瞑想法は、第2章で紹介したマインドフルネス呼吸法を実践することから始めます。まず自分の自然な呼吸に気づいてください。これは、邪魔なことを排除するために、目を閉じて行うとやりやすいかもしれません。とはいえ、必ず目を閉じなければならないわけではありません。さて、息がどこを通るか感じてください。それは鼻かもしれませんし、上胸部《じょうきょうぶ》、またはそれ以外の場所かもしれません。呼吸するたびにお腹が少し上下するようになるまで、呼吸を深めていきましょう。そうなったら、次に息を吸って吐くときに、無言で「10」と自分に言い聞かせてください。次に息を吸って吐くときは、無言で「9」と自分に言い聞かせます。このようにして、「1」になるまで繰り返しましょう。1に到達したら目を開けて、それまでやっていたことに戻ってもかまいません。カウントを再開してもかまいません。自分のストレスのレベルがどう変わったかに注意しましょう。おそらく、呼吸が少し楽になるとともに、からだがリラックスし、精神もはっきりして穏やかになったのではないでしょうか。

この瞑想法はすばやく自分を落ち着かせるために忙しい一日の間に何度か繰り返すこともできますし、より長い時間をかけて行ってもかまいません。

✣マインドフルネスを使う瞑想法

第2章では、マインドフルネスの中心的な姿勢である「批判せずに経験を受け容れる」という考えと、中心的な瞑想法のひとつであるマインドフルネス呼吸法を紹介しました。そしてあなたに、マインドフルネス呼吸法を実践する時間と場所を見つけるようにお願いしました。ここで少し時間を割いて、あなたのこれまでのマインドフルネスに関する経験を見直しましょう。その際には、マインドフルネスは、好奇心を抱き、オープンかつ無批判に経験を受け容れることを通して行う必要があることを思い出してください。ありのままを受け容れること、そして、注意を求めているものに注意を払うことが肝心です。

エクササイズ

マインドフルネスの経験を見直す

あなたのこれまでのマインドフルネスの経験を次の質問に答える形で見直しましょう。

1. 時間、場所、実践するマインドフルネスを決めましたか?
2. まだ、決めていないとしたら、何が問題なのですか?
3. 瞑想を行うために座って呼吸に意識を集中するとどうなりますか?
4. マインドフルネスの経験を改善するためにできることがありますか?
5. マインドフルネスを実践すると何かメリットがありますか? それはどのようなメリットですか?

マインドフルネスはやりやすいと感じた人も、しばらくじっとしているのはむずかしいと感じた人も、マインドフルネスの瞑想法には座って行うもの以外の方法があると知ると、気が楽になるかもしれません。ふだんより焦燥感が強いときや、不妊ジェットコースターがカーブを回って振り回されているように感じるときには、きちんと座って瞑想を行うのはむずかしいでしょう。そんなときには、ほかのマインドフルネス瞑想法を試してみましょう。

【マインドフルな食べ方】

次に紹介するエクササイズは、食べ方という、通常深く考えることなく行っている行動にマインドフルな注意を払うものです。このエクササイズは、ふだんたいして細かな注意を払っていない日々の行動を深く完全に経験する練習になるでしょう。

エクササイズ

マインドフルな食べ方

ぶどうを一粒、手のひらに載せます。手の上で重さを感じ取ってください。そっとつかんで、表面に指をはわせ、皮のなめらかさを感じ取りましょう。温度にも気づいてください。どこかに置かれていたために室温と同じになっているかもしれませんし、冷蔵庫に入れられていたために冷たくなっているかもしれません。そうしたことに、ただ気づいてください。次にぶどうを手のひらの真ん中に載せて、ぐるぐる回します。手のひらの上でぶどうが動く感触を敏感に感じ取りましょう。今度はぶどうを詳しく見て、色や表面に反射する光、色や形のグラデーションに気づきましょう。次にぶどうをつまみ、鼻先に持ってきて、匂いがするかどうか嗅いでみます。次にそのあとゆっくり唇をなぞって、ぶどうが触れる感覚を感じ取ってください。次にぶどうを口の中に入れ、噛まずに舌先で口の中を転がします。そして時間をかけて歯の間に挟んだあとゆっくりと噛み、皮が破れて汁が口の中に流れる感じを味わいます。このあと、ごくゆっくりと噛み始めましょう。ぶどうを食べるという感覚すべてを経験してください。ほとんど液体になるまで噛み続けたら飲みこみます。ぶどうが喉を通ってからだに入っていく感触と味を確かめてください。

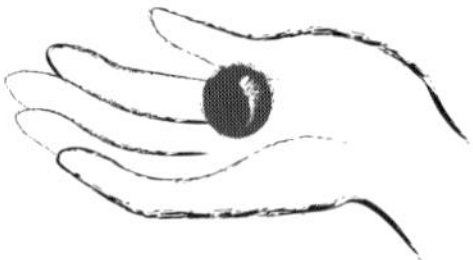

マインドフルにぶどうを食べる経験はいかがでしたか？　ふだんぶどうを食べるときの経験と、どう違ったでしょうか？　多くの人は、初めて食物をマインドフルに食べる経験をすると、その食物が持つすばらしい味に驚きます。それは、食物にもともと備わっていたにもかかわらず、急いで食べるなかで気づかなかったり過小評価してしまったりしていた味です。不妊症と取り組んでいるときには、喜びを見出すことや、不妊問題ばかりに集中してしまう意識をそらすことは非常に大切です。マインドフルな食べ方は、それを可能にしてくれる手段のひとつです。

もちろん、すべての食事をこんなペースでとったら、ほかのことをする時間が足りなくなってしまうでしょう。それでも、スローダウンしてぶどうを食べるというシンプルな行為に意識を集中させる経験は、単に何かに集中するだけで、その経験をもっと豊かにできる可能性があることを実感させてくれたのではないでしょうか。マインドフルな食べ方は日々の生活に取り入れることができます。一部の食事を沈黙の中でとり、食物と、食べるという行為に意識を集中させるといいでしょう。スローダウンして集中したいときにも、このマインドフルな食べ方の経験を、さらに多くのぶどうや他の食物で繰り返してください。

【マインドフルなウォーキング】

マインドフルなウォーキングも、日常のありふれた活動に意識を高度に集中させるという点で、マインドフルな食べ方に似ています。このように意識を集中させれば、ありふれた活動を、なかば無意識で行っているルーチン的な行動から瞑想に変えることができます。

◆エクササイズ◆

マインドフルなウォーキング

今この瞬間に経験しているあらゆる感覚に注意を払いながら、ただ歩きましょう。さまざまな思いがよぎるでしょうが、それを手放して、今の瞬間に集中しましょう。これを何度も何度も繰り返してください。

あなたの頭をよぎる思いは、こんな感じかもしれません。「青い空、赤いバラ、わたしは妊娠しているかしら？　緑の草、足にかかる重み、涼しい空気、結果が出るまであと2日。温かい風、雲、子どもが遊んでいる。わたしも自分の子が持てるかしら？　からだがリラックスしている、髪が風にそよぐ、肺に空気が入る、胸が動く、足が伸びる、車の音がする……」

このテクニックの要点は、自分の瞬間的な経験を瞑想にすることです。今この豊かな瞬間にあらゆる感覚とともにあるという経験は、おどろくほど開放的な感覚をもたらしてくれます。これは、自然の中に身を浸し、瞑想を行い、運動までしてしまう一石三鳥のテクニックと言えるでしょう！


マインドフルなウォーキングを行うもうひとつの方法は、歩く感覚に注意を払うことです。これは室内でも戸外でも行うことができます。この瞑想法では、非常にゆっくりと足を運び、それぞれの足が床に触れる感覚に大きな注意を払います。足を運ぶことと呼吸とを同調させて行うのもいいでしょう。

マインドフルなウォーキングと食べ方を日々の生活に組み込めば、不妊の心配をし続けている状態に休止ボタンを押し、いま現在の瞬間に立ち戻ることができるようになります。もし将来に起きるかもしれないこと、あるいは起きないかもしれないことに不安を抱いているとすれば、怖れている将来または望んでいる将来にばかり意識が向かって、現在を無視しがちになります。そんなとき、時間を割いてマインドフルに食べたり歩いたりすれば、今現在の瞬間の豊かさに立ち戻ることができるでしょう。今現在の瞬間こそ、わたしたちがほんとうにあてにできる唯一の瞬間なのです。

✣ 瞑想とマインドフルネスを生活の一部にするには

座って行う瞑想と、日々の活動に組み込むことができる、よりアクティブな瞑想の両方を含め、本書で紹介したすべてのテクニックを実行してみるようお勧めします。最終的にはお気に入りの瞑想法が見つかるでしょうが、まずは、すべてのテクニックを試して、自分にとってもっとも役に立つ瞑想法を見つけてください。あなた自身のニーズや優先事項はその時々で変化するかもしれませんが、日々の生活の信頼できる支えになる部分として瞑想の習慣を築くことを目標にしましょう。

瞑想を実践するには、計画を立てることが大事です。あなたは新しいスキルを学び、新しい習慣を身に付けようとしています。目標を立て、それに到達するための計画を立てれば、道筋がはっきりし、順調に物事を進めることができます。進み具合に応じて計画は調整可能ですが、計画があらかじめ立ててあるからこそ、責任をもって自分の進捗状況をモニターすることができるのです。どのテクニックを実践したか、どのぐらい行ったか、結果はどうだったかについて記録をつけるのも一案です。

【計画を立てて瞑想法を選ぶ】

おそらくあなたは、すでに計画のもっとも重要な部分を立て終わっていることでしょう。つまり、瞑想を行う時と場所の決定です。でも、もしまだだとしても、がっかりしないでください。この点を決定するのは、思うほど簡単ではありません。長期にわたって維持できる計画を見つけるには、さまざまなアレンジを試してみる必要があります。異なるタイプの瞑想法を試していて、より長い時間瞑想する方法を身に付けようとしているのなら、瞑想する時と場所を調整する必要があるかもしれません。

計画にはまた、どの瞑想法をどれくらい長く試してみるかについての決断が含まれます。お気に入りの瞑想法が見つかるまで、本章で紹介したテクニックを見直して、もっとも興味がそそられる瞑想法から始めてみましょう。異なる瞑想法を試したり、本章で学んだテクニックを他の章のテクニックと組み合わせて行ったりすることもできます。たとえば、腹式呼吸法を行ってから15分間座ってマインドフルネスによる瞑想を行い、一日の間に数回にわたって10から1まで数を逆に数えながら深呼吸を行い、週末にマインドフルネスのウォーキングを行い、一週間のうちの何回かの昼食を沈黙のなかでマインドフルに食べる、というふうに。

【瞑想の実践を助ける手段を手にする】

瞑想を実践し続けるのは常に簡単だとはかぎりません。日々の生活のこまごましたことが、いつも邪魔しようとしてきます。継続して行うコツのひとつは、思い出させてくれるパーソナル・リマインダーを設けることです。たとえば、「呼吸法」と表示されるパソコンのスクリーンセーバーを使ったり、冷蔵庫にメモを貼っておいたり、携帯電話のアラーム機能を使って、1時間か2時間に一回呼吸法を行う時間を少しとれるようにするのもいいかもしれません。

瞑想を行うグループの一員になるのも、瞑想を続けるモチベーションを高めてくれるでしょう。瞑想のレッスンを受講したり瞑想サークルに参加したりすることもできますし、パートナーと一緒に実践するのもいいでしょう。瞑想にいざなう音声や画像をインターネットからダウンロードすることによって、バーチャルなサポートを手にすることもできます。

【トラブルシューティング】

ときおり、瞑想を試し始めたときに問題にぶつかると、瞑想は無理だとか、自分には向いていないなどと考えて、あきらめてしまう人がいます。たとえば、次のような例が考えられます。

- エリカは座って瞑想をしようとすると、いつも眠り込んでしまいます。
- リサは瞑想をするのに都合のよい時間が見つけられません。
- 最初に瞑想を試してみたとき、ジェシカの頭の中にはさまざまな考えが駆け巡ったため、怖くなってしまいました。

このような問題があるからといって、あなたは瞑想法を身に付けることができず、その恩恵を手にすることができない、ということにはなりません。問題に直面しても、あきらめないでください。

問題を突き止めて解決しましょう。重度の不安症やうつ病を抱えていないかぎり、そうしたことは瞑想を身に付ける過程でふつうに生じることで、問題は解決できるはずです。エリカとリサとジェシカもみな、それぞれの問題を解決することができました。

エリカは一日の早い時間に瞑想を行うようにして、タイマーを使いました。たとえときおり眠り込んでしまったとしても、それはそれでかまわないと受け容れました。やがて目覚めながらリラックスする能力は向上し、瞑想は役に立ち、喜びをもたらしてくれる生活の一部になりました。

リサは、瞑想に定期的な時間を割くには、忙しすぎると思っていました。ところが、スケジュールを詳しく見てみるように勧めたところ、一日のうちに、無駄に過ごしている時間がたくさんあることに気づきました。そして、一日の最初に15分間時間を割くのがもっとも都合がよいと決心しました。４週間ほど瞑想を実践したあと、彼女は喜びを見出していました。頭がよりすっきりし、前より効率的かつ効果的に仕事ができるようになったため、ほかの活動をする余裕が減るどころか増えたと感じられたからです。

ジェシカは、さまざまな考えが浮かび上がってくるのは正常だと受け容れ、自分の思考を怖がらずに見つめることができるようになりました。考えが浮かび上がってくるたびに、「考えだ」と自分に言い聞かせ、呼吸法と瞑想に意識を集中させることに戻りました。最終的に、考えが浮かび上がってくる頻度は減り、瞑想はずっと穏やかなものになりました。

瞑想を実践するうちに、あなたの経験は変わってきます。これは誰にもあてはまることです。鍵は、忍耐強く継続することにあります。

困難《チャレンジ》に立ち向かうには、おそらく穏やかなときにはあてにしていなかった資源を使うことが必要になります。「危機」という言葉が危険と機会の両方の意味を持つように、困難な状況に対するあなたの反応は、あなたがどのような資源を使えるかによって左右されます。強力なマインド・ボディ・テクニックを身に付けることは、強力な資源を手にすること。つまり、不妊がもたらす感情のジェットコースターを無事に乗り切るためのパワフルな手段になるのです。

本章のキーポイント

- 不妊症に取り組んでいるときには、ジェットコースターに乗っているように感情が激しく変動するのは正常なことです。
- 自分自身、および自分が特定の感情を抱く理由を理解すると、効果的な戦略を立てられます。
- 瞑想は、自分を落ち着かせるためのテクニックです。
- 瞑想はからだと心の両方に良い影響をもたらす心のトレーニングです。
- 瞑想法には大きく分けてふたつのタイプがあります。それらは集中型の瞑想法とマインドフルネスの瞑想法です。
- さまざまな瞑想法を試して、もっとも自分に合うものを探しましょう。
- 瞑想法を身に付け、瞑想法の実践を助ける方法を見つけ、問題が生じたら、あきらめずにトラブルシューティングしましょう。あなたならできるはずです。

第5章

自分のからだと向き合う

不妊症と取り組んでいるときには、自分のからだがコントロールできなくなってしまったように感じることがあります。不妊症なのではないかと心配している人も、妊娠しないので妊娠能力をアップする方法を探している人も、ずっと妊娠できずに医師の治療を受けている人も、結局のところは、自分のからだが思うように機能してくれていない、あるいは機能してくれないのではないかと、不安に思っていることでしょう。繰り返しフラストレーションや落胆を経験すると、自分のからだに裏切られたように感じ、自分のからだに怒りを感じ始める人もでてきます。

あなたのからだは、あなたの人となりの大きな部分を占めています。自分のからだがどう働くか、どう感じるか、そして何をすべきかはわかっていても、不妊症と取り組み始めると、からだとしっくりいかないように感じだすかもしれません。通常の不妊治療を受けているなら、ホルモンや治療薬のせいで、からだがむくんでいるように感じたり不快感を抱いたりすることもあるかもしれません。また、食生活の変更や運動、鍼《はり》や薬草の使用といった体に対する影響の少ない治療法であっても、自分のからだを以前とは違う目で見るように強いられることになります。すでに不妊治療を受けている場合には、からだの中に器具を入れられ、プライバシーが侵害されたように感じる人もいます。さらに事態を複雑にすることに、不妊問題はセックスと性的能力に緊密に結びついているため、パートナーとの親密な生活が望むとおりにいかなくなる場合があります。

こうした困難にもかかわらず、あなたは自分のからだとよりを戻し、共同作業ができるようにしなければなりません。それには意識的な決断とスキルが必要になりますが、実行は可能です。本章では、自分のからだに向き合い、いたわり、耳を傾けることによって、もっとも妊娠能力が高まったからだにする方法を紹介します。まずは、食生活、運動、体重といったライフスタイルの問題について考え、妊娠にそなえてからだを整えるという観点から、やるべきこととやってはいけないことについて見ていきましょう。このセクションの最後にあるエクササイズでは、自分がどのようにからだをいたわっているかを知るために、生活習慣について問い直します。これは、健康的な生活を送っていない人には、健康的な生活習慣を手に入れるチャンスとなり、すでにそういう習慣のある人には、良い習慣と妊娠能力向上のインパクトをさらに強めるチャンスになるはずです。「コントロール力を身に付ける」セクションでは、いくつかのマインドフルネスのエクササイズを通し、無意識の力を引き出して心とからだに深いつながりを築く方法を紹介します。

生活習慣と妊娠能力

妊娠能力を最大限に引き出せるようにからだをケアする方法はたくさんあります。本章で紹介するアプローチを、不妊治療に精通した医師や栄養士の協力のもとに深めるのもいいでしょう。また、この分野についてさらなる知識のある鍼《はり》師や漢方薬の専門家の力をすでに借りている人もいるかもしれません。これから記載するのは、基本的な事項を短くまとめたものです。

✣ 体重

多くの女性にとって、体重やからだつきは個人的かつデリケートな問題です。ある種のサイズやからだつきが、他のサイズやからだつきより優れているということはありません。とはいえ、こと妊娠するために最高のチャンスを手にしようとしているときには、太りすぎでも痩せすぎでもないことが重要です。

研究では、体重が有意に重すぎる人、または有意に軽すぎる人では、妊孕能（妊娠能力）が低下すると示唆されています。[1] 体重が妊娠能力にとって非常に重要である第一の理由は、エストロゲンが脂肪細胞の中で生成されるためです。痩せすぎの女性は、充分な量のエストロゲンが生成できませんし、太りすぎの女性はエストロゲンを過剰に生成してしまいます。体脂肪が少なすぎる女性や多すぎる女性の多くは月経不順を抱え、適切に排卵できなかったり、無排卵になったりします。体重過多の女性ではまた、流産の危険性も高くなります。さらに補助生殖医療（ART）を受けている場合、有意な体重過多は妊娠率の低下を招くことが示唆されています。[27]

自分の体重と妊娠能力との関係を知るには、肥満指数（BMI値）を調べましょう。この値は簡単に求められます。必要なのは電卓またはインターネットの自動計算サイトだけです（計算式……体重（キログラム）÷身長（メートル）の二乗）。身長と体重の比であるBMI値は、体脂肪と高い相関関係を示します。妊娠に望ましいBMI値は、18・5から24・9までです[19]。もちろん、この推奨範囲から離れれば離れるほど、妊娠能力は低下します。とはいえ、BMI値は身長と体重の単純な比率であるため、あなたがとてもスポーティーで筋肉質の女性なら、筋肉は脂肪より重いため、BMI値が示唆しているよりも体脂肪が少ない可能性があります。

体重の問題がある場合でも朗報はあります。つまり、体重が原因の不妊問題は、単に体重を増やしたり減らしたりするだけで解決できるのです。体重を増やしたり減らしたりするのは、いつでも簡単にできるとは限りませんが、もしその必要があり、それが実行できるとすれば、自分の不妊問題をコントロールするすばらしい機会が手にできます。体重管理が特にむずかしい場合には、専門家のアドバイスを求めることを考えるといいかもしれません。困難をもたらしている原因——身体的な問題なのか、精神的な過食または拒食なのか、健康的な食物の選択ができないのか——により、相談先は、それぞれ医師、心理療法士、栄養士と異なります。けれども、たとえ何が体重問題の原因だと思えても、まずは医師の診断をあおいで器質的な問題を排除するようにしましょう。それでも体重管理が困難な場合は、体重は不妊に影響を与える問題のひとつでしかないことを思い出し、あなたの不妊をもたらしている原因は体重ではないかもしれないと考えましょう。

✣運動

運動は体重と密接に関連するテーマで、妊娠能力に大きなインパクトを与える可能性があります。

女性のスポーツ選手が無月経になることはよくありますし、たとえ生理があっても、継続的に排卵していなかったり、無排卵になってしまったりすることもあります。もし激しい運動を行っていることが妊娠能力を損なっているように思えたら、運動を減らすことを考えたほうがいいかもしれません。

適度の運動をすることは、常に健康にとってプラスです。適切な運動量については意見が分かれますので、運動のし過ぎ、あるいは、しなさ過ぎが気になる人は、医師に相談してみてください。ウォーキングやヨガといった穏やかな運動を取り入れることも考えてみましょう。もしそれらをマインドフルに実行できれば、一石三鳥です。穏やかな運動、積極的な瞑想、そしてストレス軽減が一度にできるのですから。

✣ 栄養

妊娠しようとしているときに適切な食事をとることは、もちろんとても大事です。果物と野菜をたくさんとり、できるだけ加工食品を避けて、健康的な食生活をおくりましょう。ベジタリアンの場合は、タンパク質を充分にとるように気を付けることが大切です。というのは、タンパク質が不足すると生殖ホルモンに影響が出るからです。[4] また、魚の種類にも気を付けたほうがいいでしょう。魚の中には水銀含有量が高いものがあり、妊娠したときに子宮内の赤ちゃんに害がおよぶ可能性があります。

少なくとも妊娠の３カ月前から、夫婦双方が４００ミリグラムのＤＨＡを含む妊婦用ビタミン剤を毎日摂取し、妊娠期間全体を通じて摂取し続けると、（妊娠が判明してから摂取し始めた場合に比較して）妊娠のチャンスが高まり、いくつかの重要な出生異常（自閉症および自閉症スペクトラム障害を含む）が40パーセントも低下するという研究結果があります。[32] ぜひ実行しましょう。

✣ 薬草

薬草（ハーブ）は天然の産物だから危険はなく、自由に摂取しても問題ないと考えている人がいます。でも、これは誤りで、薬草には強力な作用があります。とりわけ妊娠しようとしているときには、自分の体内に入れるものについては慎重にならなければなりません。一般的に、胎児に有害な影響を与えかねない薬草は避けるべきだと考えられています。問題をもたらす可能性があるとわかっているハーブには、エキナセア、セイヨウオトギリソウ（セントジョーンズワート）、イチョウ、ブルーコホシュなどがあります。[4]

ハーブを摂取する際には、悪い影響をおよぼすものでないことを確実にするために、どんなものであっても、必ず医師に相談しましょう。

✣ 鍼《はり》

不妊症に悩んでいる人の多くは、鍼治療を受けています。鍼はストレスを軽減することが判明しており、妊娠能力を高めてくれると考える人も数多くいます。不妊症における鍼の効果を確立するために行われた研究はいくつもありますが、なかでも、それまで行われた主な研究を総括して検討したメタ分析では、体外受精を行う際、胚移植の前後に鍼治療を受けると妊娠率と生児出生率が向上するという予備的証拠があると結論づけられています[28]。妊娠能力における鍼治療の効果については、現在も研究が続けられています。

✣ 喫煙

喫煙と妊娠能力は相性がよくありません。喫煙は女性の卵巣に悪影響を与えることが判明しており、卵子の損失を促進し、早期に閉経をもたらす可能性があります。一般的に、喫煙習慣のある女性は、ない女性より、体外受精で妊娠するのに時間がかかり、妊娠できた場合でも、流産のリスクが高まります。喫煙習慣のある男性では、精子数が少なくなるとともに精子の運動性が低くなるのに加えて、精子の異常を抱えるリスクが増加します。受動喫煙も、ほぼ同様の問題を引きおこします。妊娠したいなら、喫煙するのはナンセンスです[11]。

✣ アルコールとカフェイン

多くの女性にとって、たまに飲む、あの1杯のグラスワインをあきらめるのはむずかしいかもしれませんが、妊娠しようとしているときには一般的に、女性は完全に飲酒を断ち、男性も量を減らすことが勧められています。

カフェインについては、摂取量が一日250ミリグラムを超えないことが推奨されています[3]。この量はおよそコーヒー2杯分にあたります。カフェインはアルコールの作用を強めるため、とくにアルコールとカフェインの組み合わせは、妊娠能力に悪影響を与えるようです。[23]

エクササイズ

自分の生活習慣を見直す

次の質問に答えて、あなたの生活習慣がどのように妊娠能力に影響を与えているか調べてみましょう。

1. あなたのBMI値はいくつですか？　妊娠にとって推奨される範囲内（18・5から24・9）にありますか？
2. どのぐらいの頻度で運動をしていますか？　どんな運動をしていますか？　ウォーキングやヨガのような軽い運動を日々の生活に取り入れていますか？
3. ふだん、どのようなものを食べていますか？　新鮮な果物や野菜をたくさん食べていますか？　加工食品をたくさん食べていますか？　ベジタリアンの人は、タンパク質をどのようにとっていますか？　水銀の含有量が高い魚を食べることがありますか？　ビタミンのサプリメントをとっていますか？
4. ハーブのサプリメントをとっていますか？　そうだとしたら、どれぐらいの頻度でとっていますか？　ハーブティーを飲んでいる人は、それも含めて答えてください。
5. 鍼治療を受けていますか？　あるいは、妊娠しやすくなるために鍼治療を受けようと考えていますか？

6. タバコを吸いますか？　どれぐらいの頻度で吸っていますか？　一日に何本吸いますか？

7. ワイン、ビールや強い酒を飲んでいますか？　どのぐらいの頻度で飲んでいますか？

8. コーヒーや紅茶を、どれぐらいの頻度で飲んでいますか？

9. あなたには健康的な生活習慣があると思いますか？　改善できるとしたら、どのような面が変えられますか？（複数回答も可）

ちょっとむずかしいかもしれませんが、生活習慣を調整し、より健康的で妊娠しやすいからだをつくることは、より健康的な妊娠、より健康的な赤ちゃん、そしてより健康的な将来のあなたを導くことになります。手放さなければならない習慣のことを考えるよりも、これからの人生に加えようとしているすべての良いことについて考えてみましょう。あなた自身を、自分の子どもだと思ってみてください。自分の子どもには、最高のものをもたらしてあげたいと思うでしょう？　そのように、自分のからだに対して、愛情を込め、やさしく接してください。人生を肯定しましょう。

コントロール力を身に付ける――マインドフルにからだと向き合う……

あなたは今、おそらく自分のからだにフラストレーションを抱いていることでしょう。何も求めずに自分のからだに寄り添う方法を見つけることは、今の時点であなたができるもっとも価値のあることのひとつです。

外部志向型の現代の世の中で、ほとんどの人は、自分の内部で何が起きているかということよりも「やることリスト」の項目を消していくことにずっと注意を払っています。トレーニングをしているときでさえ、iPodで音楽を聞いたりテレビを見たり、過去や未来のことを考えたりして、心はそこにないことがほとんどです。同時に複数の作業を行うマルチタスキングはわたしたちの文化の一部になっており、プラス面も確かにありますが、マイナス面もあります。それは、わたしたちのほとんどが、病気、頭痛、肩こりといった形でからだが叫び声をあげるまで、からだに寄り添わなくなってしまったことです。けれども練習を積めば、からだが叫び声をあげる前に、からだの声を聞き取ることができるようになります。肩が張った感じに気づくといった単純なことが、緊張感が生じていることへの理解をもたらしますし、その原因となっている問題、態度、信念、恐怖を解決するきっかけとなるのです。ペースを落として耳を傾けることができさえすれば、私たちのからだは心の深いところにある感情と霊性を知るすばらしい情報源になるでしょう。

このセクションでは、マインドフルにからだと向き合うための3つの方法――ボディースキャン、漸進的筋弛緩法《ぜんしんてききんしかんほう》、自律訓練法――を紹介します。

✣ ボディースキャン

「ボディースキャン」は、何も要求をしないで自分のからだとつながることができる、すばらしい手段です。単純でありながら効果の高いテクニックで、順を追ってマインドフルに意識をからだに向けることにより、からだとつながることができます。ボディースキャンを行う最善の方法は何も予定を立てないことです。ただ単にリラックスして、生じることを生じるままにさせましょう。それが何であるかに気づいたら手放してください。刺激を感じたり、思考がよぎったり、緊張感が走ったりするかもしれません。一方、何も生じないかもしれませんし、深くリラックスできるかもしれません。どんなことが起きてもかまいません。それを分析したり、判断したり、それから逃げ出したりする必要はありません。それは今現在の瞬間の真実なのです。良くも悪くもありません。前向きに、それを受け容れるようにしましょう。

ボディースキャンを始めるには、邪魔の入らない静かな場所を見つけましょう。次に記載する説明を自分に対してゆっくり読んでもかまいませんし、録音して再生したり、誰かに読んでもらったりしてもかまいません。次の説明では寝そべるように指示していますが、眠くなる人や、横になると居心地が悪い人は、座って行ってもかまいません。

エクササイズ

ボディースキャンの練習

居心地よい場所で寝そべりましょう。ヨガをやっていて、マットをお持ちの方は、それを使うと理想的です。仰向けに楽に横たわり、両腕はからだから少し離し、両足も少し開きましょう。居心地が悪ければ、枕をひざの裏か首の下にあてがってください。ほとんどの人は、床に平らに寝そべったときにもっとも快適に感じますが、からだは一人一人違いますから、あなたにとってリラックスするために必要であれば、自由な姿勢をとってください。

さて、深くリラックスした呼吸を行い、その日抱えた心配を手放すことから始めましょう。あなたが今時間を割いている理由は、自分とともにいるため、自分のからだとともにいるため、そしてリラクセーションを促すためです。時間を割いた自分をほめ、今日抱えた心配を手放しましょう。

自然に呼吸のリズムを刻みましょう。そして第2章で学んだマインドフルネス呼吸法を使って呼吸に意識を集中させましょう。息を吸うときは、息を吸っていることに気づいてください。息を吐くときは、息を吐いていることに気づきましょう。息を感じる場所にも気づいてください。おそらくもっとも息の存在を強く感じるのは鼻、胸、お腹、背中でしょう。空気を吸うときには空気の冷たさに気づき、空気を吐く際には、それがほんの少し温かくなったことに気づくかもしれません。このエクササイズには、正しいやり方や間違ったやり方というものはありません。あなたがすべきなのは、注意を自分のからだに向けることだけです。あとは心とからだのつながりに任せましょう。

さて、左足に注意を払いましょう。特別なことは何もしないで、ただ左足に意識を集中させてください。まず足の裏に注意を払い、親指の付け根のふくらみ、土踏まず、かかと、左の足裏全体へと意識を移していきます。次に意識を左足の甲へ向け、つま先に集中させます。最初に左足の親指（母趾《ぼし》）に意識を向けたら、2番目の指、3番目の指、4番目の指、5番目の指へと意識を移していきましょう。そのあと左足全体に注意を払ってから、左足のかかと、左のふくらはぎへと移ります。左足、左足のかかと、左のふくらはぎ全体に注意を払ったら、左ひざに意識を向けます。左ひざの前、左ひざの裏、そしてひざ全体に注意を払ってください。次に左の太ももに意識を向け、太ももの前、太ももの裏、そして左足の足裏から左足の付け根に至るまでの左足全体を意識します。左足全体の存在を感じ取りましょう。

次に左足全体に注意を払い、左足の感覚と右足の感覚を比較しましょう。それは同じですか、それとも何か違いがありますか？　今度は右足に意識を集中させる番です。足の裏、親指の付け根のふくらみ、土踏まず、かかと、右の足裏全体へと意識を集中させていきましょう。次に意識を右足の親指（母趾）に向けたあと、2番目の指、3番目の指、4番目の指、5番目の指へと意識を移します。そのあと右足の甲に注意を払ってから、右足のかかと、右のふくらはぎへと移ります。右足、右足のかかと、右のふくらはぎ、右ひざの前と裏に意識を向けたら、右の足裏から右足のひざに至る部位の感覚を感じ取ってください。次に、右足の太ももに注意を向け、太ももの前と裏、太ももの周囲全体に意識を集中させましょう。今度は、右の足裏から、右足の付け根に至る右足全体に意識を向けます。このあと、左右両方の足に注意を払い、今度は左右の差がなくなったか、それともまだ違うように感じられるか感じ取りましょう。

次に、意識を骨盤部位、お尻、性器、下腹部、生殖器官に向けます。深呼吸して、これらの部位に意識を集中したときの感覚を確かめてください。そのあと、背中の下部、お腹、胸、背中の真ん中と上部へと意識を移します。

次に、意識を肩甲骨に向け、ここで立ち止まって、何回か深呼吸をします。そして、首と肩のつなぎめ、首の後ろ全体に注意を向け、呼吸を1回してから、首の前後を含めて首全体に注意を向けます。

次に、注意を左肩に向け、徐々に意識を左腕に移して、左上腕から左ひじ、左手首、左手へと注意を払っていきます。しばらく左手に意識を集中させ、それぞれの指、手の甲と手のひらに注意を払いましょう。今度は右肩に移り、右上腕、右ひじ、右前腕、右手へと意識を移します。右手に意識が向かったら、それぞれの指、手の甲、手のひらに注意を払いましょう。

さて次は顔に注意を払う番です。口、あごの関節、顔の中心部、ひたい、目と目の間に意識を集中させましょう。そのあと、頭のてっぺんに意識を向けてください。

最後にからだ全体をスキャンして、意識に訴えかけてくる部位に注意を払いましょう。からだ全体をリラックスさせて、やわらかくしてください。充分に時間をとりましょう。もう充分だと思えたら、手足の指から動かし始めてください。ここで、からだを伸ばしたくなったら、ストレッチしましょう。もう目を開けてもいいと思えたら目を開け、部屋を見回して、もう座ることができると思えたら、からだを起こしましょう。

自分の内面に意識を集中させた経験を確かなものにするには、文に書いたり絵に描いたりすることによって自分の外に意識を向ける表現方法が役に立ちます。

◆エクササイズ◆ ボディースキャンについて書く

少し時間を割いて、ボディースキャンの感想を書きましょう。書くことは経験したことを整理するのに役立ちます。

1．ボディースキャンの全体的な印象はどうでしたか？

2. あなたの意識に訴えかけてきた部位はありましたか?
3. 緊張したり痛かったりした部位はありましたか?
4. お腹と生殖器官に意識を集中させたとき、どんな反応が起きましたか?
5. リラックスできましたか?
6. 自分についてわかったことがありますか?
7. 自分のからだと結び付いている感情があることに気づきましたか?
8. ボディースキャンを行ったあとのからだは、どんなふうに感じましたか?

感想は絵によって表現することもできます。その際には、ボディースキャン中にあなたの注意を引いた出来事や部位を強調して描きましょう。思うままに描いてもかまいませんし、自分の感情を象徴的に表現してもかまいません。なかには、絵が下手だというコンプレックスにとらわれないようにするために、利き手ではないほうの手を使って、意識下の感情を表現しようとする人もいます。肝心なのは、自然に生じることを、無理に止めないで、そのまま生じさせることです。

エクササイズ

ボディースキャンの感想を絵で表現する

ノートにボディースキャンの経験を絵で描きましょう。

描き終わったら、少し時間をとって、描いたものを見直してください。絵を見ることで浮かび上がってくる感情があるかどうか、あるとすればどんな感情か注意を払いましょう。

そのあと、次の各文を完成させてください。

自分のからだに関する絵を描くことは（　　　　　）。

自分のからだを眺めると、（　　　　　）感じがする。

自分のからだは（　　　　　）。

自分のからだについてもっとも強く感じることは（　　　　　）。

自分のからだを表現する言葉として、もっともぴったりくるのは（　　　　　）。

自分のからだに対する自分の総合的な態度は（　　　　　）。

自分のからだでもっとも気に入っているところは（　　　　　）。

自分のからだに対する感じ方がたとえどんなものであったとしても、自分にやさしく接して、その経験を受け容れるようにしましょう。からだと、からだに対する自分の感じ方に注意を払えば、自分に関する大切な情報が手に入り、存在しているかもしれない苦悩を変える力になります。逆説的に聞こえるかもしれませんが、自分のからだの感じ方に耳を傾ければ、からだの固さがとれて感情が浮かび上がってきます。**わたしたちの感情とからだは、大人の注意をひこうとしている子どものようなもの。ひとたび気づいて注意を払えば、感情とからだは癒されて、リラックスすることができるのです。**

✣ 漸進的筋弛緩法《ぜんしんてききんしかんほう》

ボディースキャンは、何も要求せずにからだとつながるためのすばらしい方法ですが、特定の目標を達成できるようにからだを励ましたいと感じることもあるでしょう。それを可能にするのが、漸進的筋弛緩法と自律訓練法です。

【漸進的筋弛緩法】

漸進的筋弛緩法（ＰＭＲ）は、からだに積極的に働きかけて、リラックスするように促す方法のひとつです。意識をからだのさまざまな部位に順を追って向けていくことはボディースキャンと同じですが、ＰＭＲでは、それぞれの筋肉のグループを緊張させてからゆるめます。ボディースキャンではあなたの態度は受動的でしたが、ＰＭＲでは積極的なものになります。

エクササイズ

漸進的筋弛緩法を使ってみる

まず居心地よく寝そべることができる静かな場所を見つけましょう。しばらく呼吸に意識を集中させ、腹式呼吸を何度か行って深くリラックスしてください。次に意識を左足に集めて左足の全筋肉を緊張させます。数秒間その状態を保ったあと、完全に筋肉をゆるめましょう。そのあと左足のふくらはぎを緊張させ、その状態を維持したあとゆるめます。次に左足の太ももに移り、筋肉を緊張させ、数秒間その状態を保ち、ゆるめます。

今度は、右足に意識を向け、緊張させて、数秒間その状態を保ったあとゆるめましょう。右足をやわらかくリラックスさせてから、意識をふくらはぎに移します。ここでも緊張・維持・弛緩を行います。次に、意識を右足の太ももに移し、筋肉を緊張させ、その状態を保ってから、力を抜いてリラックスさせます。次はお尻です。緊張させ、その状態を維持したあと、力を抜きましょう。これを、胴体、両肩、首、頭、顔、両腕について行います。腕は肩から手先に向かって行ってください。それぞれの手に意識を向ける番になったら、まず手を握ってこぶしをつくったあと、力を抜いて手をリラックスさせましょう。顔の場合は、しかめ面をしてから、力を抜いてリラックスさせます。最後は体全体を緊張させてから、おだやかなリラクセーションの境地に入りましょう。

エクササイズを終えたら、しばらく時間をとって、自分がどう感じているか意識しましょう。次のエクササイズに移る前に、しばらく感覚を楽しんで経験を整理しましょう。

エクササイズ

漸進的筋弛緩法に対する反応を探る

次の質問に答えて、自分の反応を探りましょう。

1. 漸進的筋弛緩法を行ってみて、どう感じましたか？
2. 自分の体について、気づいたことは何ですか？
3. 漸進的筋弛緩法を行ったあと、心またはからだに何か変化が生じましたか？
4. 何を学びましたか？
5. ボディースキャンと漸進的筋弛緩法のどちらが実行しやすいですか？

【自律訓練法】

漸進的筋弛緩法ではからだに働きかけて筋肉をリラックスさせましたが、「自律訓練法」では、心に働きかけて全身をリラックスさせます。

自律訓練法では、積極的にからだを変化させるという目標を、心の内面に働きかけることによって達成します。このテクニックは1920年代にヨーロッパで考案されて以来、リラクセーションとからだのバランスを引き出すために、ずっと使われてきました。自律訓練法では、意識の集中、自己暗示、および心の中のイメージを使って、副交感神経の反応、つまりリラクセーション反応を生み出すようにからだを促します。

ここでちょっと注意していただきたいことがあります。もしあなたが非常に目的志向の強い人だったら、自律訓練法を行うには、ちょっとした考え方の調整が必要になるかもしれません。というのは、自律訓練法は、あなたが目的（リラックスすること）を持つことを求めるものの、逆説的ではありますが、もしあなたがその目的の達成に意識を集中しすぎると、その反対の作用——ストレス——が生じてしまうのです。自律訓練法を効果的に行うには、手順にしたがいながらも、できるかぎり結果を手放すことが必要になります。自律訓練法の習得には練習が必要です。そのため自分自身に忍耐強く接しましょう。何度も練習してください。そうすれば、スキルと喜びは必ず増していくはずです。

エクササイズ

自律訓練法を使ってみる

邪魔の入らない静かな場所で、椅子に座るか寝転ぶかして、自律訓練法を実践しましょう。リラックスできるソフトなBGMをかけてもかまいません。何度か深呼吸して、リラックスします。目は閉じてください。次の自己暗示の言葉を自分に向かってささやきましょう。フレーズごとに休みをとり、イメージが自然に湧いてくるのを待ちましょう。

わたしの両手は温かくて重い。
　わたしの気持ちは落ち着いている。
わたしの両足は温かくて重い。
　わたしの気持ちは落ち着いている。
わたしのお腹は温かい。
　わたしの気持ちは落ち着いている。
わたしは呼吸で楽になる。
　わたしの気持ちは落ち着いている。
わたしのひたいはひんやりしている。
　わたしの気持ちは落ち着いている。
わたしの全身は完璧にバランスがとれている。
　わたしの気持ちは落ち着いている。

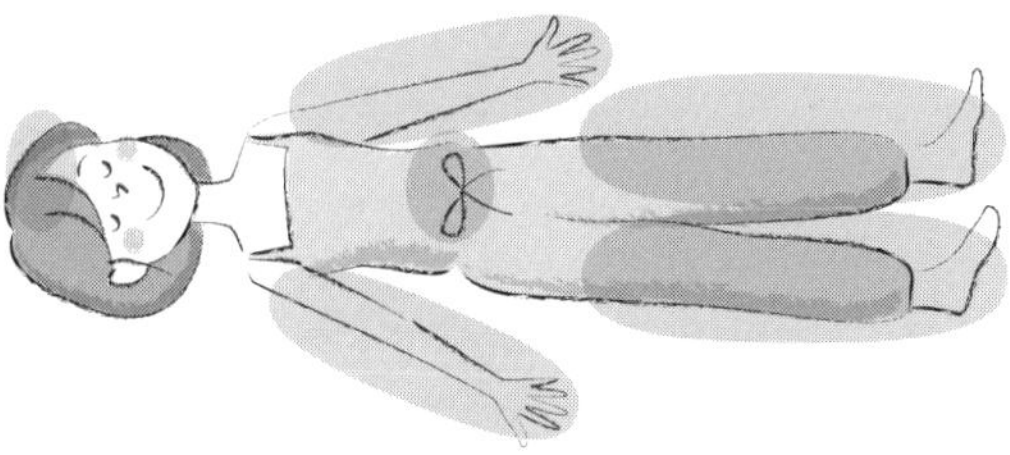

どんなイメージが湧き上がってきたでしょうか？　たとえば「わたしの両手は温かくて重い」とささやいているときには、火に手をかざして暖をとっているイメージが浮かぶかもしれません。また「わたしのひたいはひんやりしている」とささやくときには、冷たい

濡れタオルがひたいの上に置かれているところを想像する人もいるでしょう。イメージが湧いてこない場合は、フレーズを自分にささやくだけでかまいません。それでもあなたの頭脳は暗示に反応するからです。からだが自然に反応してくれると信じましょう。

各フレーズは、次のフレーズに移るまでに、少なくとも6回は繰り返してください。最初から最後まで行ったあとは、最初に戻り、同じことを何度か繰り返しましょう。

【赤外線体温計を使う自律訓練法】

わたしはよく、家で使える簡単なタイプの赤外線体温計を自律訓練法に組み合わせて使います。これは必ず必要というわけではありませんが、ぜひ試してみることをお勧めします。からだがリラクセーション・モードにシフトすると、身体的変化がいくつも生じます。そのすべてを測定するには、複雑なバイオフィードバック装置と医学検査が必要になりますが、そうした変化のひとつだけなら手軽に知ることができます。副交感神経系のリラックスした反応が起きている最中には、血管が拡張して、ふだんより多くの血流が四肢の先端に向かいます。これが起きると、手の温度が上昇します。「おじけづく」という意味の英語のイディオムに「足が冷たい《having cold feet》」という表現があるのも、あながち偶然ではありません。手の温度が測れる廉価な赤外線体温計を使えば、自律訓練法の効果がただちにわかり、心の動きがからだに作用することが納得できるでしょう（訳注／赤外線体温計は千円台から市販されています)。

赤外線体温計はまた、自律訓練法をいかに効果的に行っているかを教えてくれるため、スキルの向上に役立ちます。体重計で頻繁に体重を測っている人が、からだの状態に応じて、そのときの体重が推測できるのと同じように、皮膚温度を測る体温計を使えば、からだがリラックスするとどうなるかがわかります。

エクササイズ

赤外線体温計を使って自律訓練法の効果を調べる

自律訓練法を行う前と行った後に手の皮膚温度を測りましょう。おそらく、温度は上昇しているでしょう。３３・８度以上の皮膚温を10分間維持できたとしたら、あなたは自律訓練法をマスターしたと言えます。とはいえ、わずかな温度上昇がほんのしばらく維持できただけでも、正しい道を歩んでいる証です。

もし皮膚温が上昇していないとすれば、あなたは根を詰めすぎているか、または服用している薬が温度上昇を妨げている可能性があります。また、ストレスにさらされていないときにも、たまま手が冷たい人なのかもしれません。ここでも結果にこだわるのはやめましょう。もし赤外線体温計があなたの役に立たないのなら、手放してしまってかまいません。それがなくても、自律訓練法を身に付けることはできます。とはいえ、赤外線体温計を使って自律訓練法を行う場合には、ぜひ記録をつけて、スキルとリラクセーションの向上をモニターしましょう。

赤外線体温計を利用する場合もしない場合も、自律訓練法はリラックスしてストレスを軽減するすばらしい手段です。その一方で、本章で紹介した他のマインド・ボディ・テクニックを好まれる方もいるでしょう。どのテクニックを選ぶにせよ、定期的かつ頻繁に行うことが、心身ともに健康になるコツです。

本章のキーポイント

- 不妊に悩んでいるときには、あなたとからだの関係が損なわれます。
- 生活習慣は妊娠能力に影響を与えます。自分のからだをいたわりましょう。
- からだと心を通わせ、からだの声に耳を傾け、からだに感謝することは重要です。
- ボディースキャン、漸進的筋弛緩法、自律訓練法を行って、からだをいたわり、ストレスを軽減しましょう。

第６章 人間関係を強化する

あなたのからだや心にストレスをもたらすのと同じように、不妊問題はあなたの人間関係にもストレスをもたらします。そして、夫やパートナー、友人、家族、同僚、はては単なる知り合いとの関係にまで影響を与えます。不妊症への取り組みがあなたの最優先事項になるにつれ、過去にうまくいっていた関係がむずかしくなることもあるでしょうし、逆に絆が強められることもあるでしょう。変化するあなたのニーズや興味に対応して新たな友情が育つ反面、それまでの友情がしばらく棚上げされてしまう場合もあります。不妊症に取り組んでいる時期は、自分の人生にどのような人が関わっているか、支えてくれるのは誰か、エネルギーを奪うのは誰か、といったことが鮮明になる時期です。この時期には、不必要な義務感を捨て、必要に応じて他人との間に一線を引き、愛情豊かな友人と家族に守られるように自分を守ることが大事です。

本章では、不妊症と取り組む女性のあいだによく見られる人間関係の問題とジレンマについて考えます。読み進むにつれ、あなた自身の人間関係に思いを馳せてください。本章のエクササイズでは、現在の人間関係を洗い出して評価し、不妊問題があなたの人間関係にどのような影響を与えているかを知る手立てを提供します。エクササイズを行う際には、自分の気持ちとニーズに耳を傾けましょう。コントロールするのがむずかしい感情や困難な状況をやりこなす方法についても紹介します。「コントロール力を身に付ける」セクションでは、自分が望んでいることを見きわめ、それを受け容れて、伝えるための方法を紹介します。これらのエクササイズの重点は、あなたとパートナーの絆を強めることに置かれています。人生のこの時点で重要なのは、あなたが自分自身の親友かつ擁護者になれるように、自分の気持ちとニーズを率直に評価することです。

人間関係を調べる……

大きな喜びをもたらしてくれる人間関係やとくに問題の多い人間関係は注意を引きがちですが、もっと目立たない方法であなたに影響をもたらしている人間関係もあります。そこで、自分に関わるすべての人間関係を調べてみましょう。それにぴったりの方法は、人間関係マップを作成することです。このマップには、もっとも親密で重要な人から、人生の一部ではあるけれどもほとんどよく知らない人まで、あなたが関係を持っているすべての人を含めましょう。

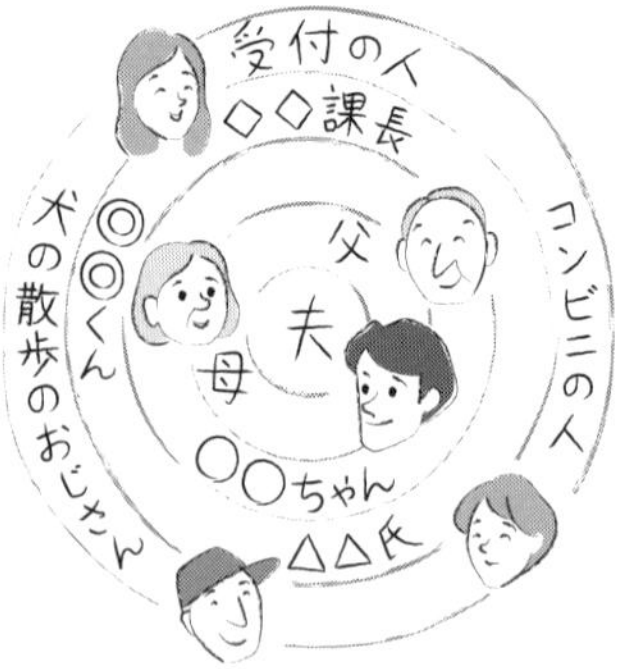

エクササイズ

人間関係マップを作成する

紙かノートに5層の同心円を描きましょう。各層は充分に文字が記入できる大きさにしてください。中心の円に、パートナーの名前あるいはあなたの人生の中心にいる親密な人の名前を書き込みます。2層目には重要な家族の名前を、3層目には友人の名前を書き込みましょう。4層目には、仕事を通して知り合った人の名前を書き入れ、5層目には、ちょっとした知り合いの名前を入れます。この層には、名前もよく知らないけれども仲が良いというような人を入れましょう。たとえば、同じビルで働いている感じのいい人とか、なじみの販売員、近所やジムなどで一緒になるけれども、よくは知らない人、といった人たちです。このマップの作成には、正しい方法や間違った方法といったものはありません。ふたつ以上の層にまたがって入れたい人も出てくることでしょうが、それでもまったくかまいません。

マップが完成したら、少し時間をとって、マインドフルに見てみましょう。あなたの人間関係を空の上から眺めていると考えたらよいかもしれません。このマップを作成したときにどんなふうに感じていたか、そして今それを眺めてどんなふうに感じているか、考えてみてください。次に、あなたの人生をもっとも明るく照らしてくれる人たちを丸で囲み、もっとも問題を突き付けてあなたの精神的エネルギーを減らしてしまう人たちの名前の下にアンダーラインを引きましょう。あなたの人間関係のなかに、変えたいと思う関係がありますか？　たとえ実際には変えられないと思っても、変えたい関係とみなしましょう。あなたの気分を高めてくれる人たちと、どれくらい一緒に過ごしていますか？　緊張感を生み出したりあなたのエネルギーを奪ったりする人たちと、どれくらい一緒に過ごしていますか？　あなたの人生にポジティブな影響をもたらしてくれている人たちと過ごす時間を増やすことはできますか？　こうしたことに関するあなたの考えをノートに書き出しましょう。実行できそうな計画はありませんか？

人間関係マップを作ることによって、いずれかの円あるいはカテゴリーに、特定の問題があることに気づいたかもしれません。たとえば、もっとも対立が生じているのは家族の同心円だとか、もっともサポートが得られているのが友人の同心円だとか、あるいはその反対だ、というようなことがわかったのではないでしょうか。

✣ 友人

どのような関係であるかによって、生じる問題も異なります。これから、人間関係のカテゴリーごとの問題を紹介しましょう。思い当たるふしがないかどうか、考えてみてください。

一般に女性は、友達のつながりからエネルギーをもらいます。そのためストレスのつのる時期には、楽しいおしゃべりのようなたわいないことで癒される場合があります。その反面、ただでさえ不妊の問題で心を痛めているときに、以前力になってくれた友人と対立したり、自分に対する相手の態度が曖昧だったりすれば、とりわけつらく感じられることでしょう。固く結ばれた友情でさえ、不妊問題と取り組んでいるときにはストレスになることがあります。

友人たちが不妊症に悩むあなたの気持ちに気づかず、無意識のうちに傷つける言葉を口にしたり、そういう行動をとったりすることもあるでしょう。そうしたことに直面すると、あなたはどう反応したらよいのか戸惑ってしまうにちがいありません。そして動揺させられるのを我慢して付き合うか、それとも友情に終止符を打つか、ふたつにひとつしかないように思えてくるでしょう。また、友人が無神経なことを何も言わなかったとしても、すでに子どもがいたり、妊娠したりした場合には、その人といるとねたみや怒りや悲しみを抱くはめになり、そんな感情を抱く自分が嫌になることもあるでしょう。わたしがセラピーを手がけてきた多くの女性と同じように、あなたも、妊娠や赤ちゃんにまつわる状況や人を避けるようになったり、実際には避けないとしても、避けられたらいいのにと願ってしまうかもしれません。それまでずっと愛情と支援を寄せてきてくれた大事な友人といることが苦痛になるのは、とてもつらい経験です。あなたは友情を大切にしているにもかかわらず、あなたの状況と友人の状況に溝ができたために、その友情を失いかけているように感じるかもしれません。

✣家族

家族にまつわる問題は、友人にまつわる問題に似ています。けれども、その人の状況にもよりますが、家族との問題は友人との関係よりもさらに根深いものになる可能性があります。友人の家で開かれるパーティーには出席を断ろうと思っても、家族が集まる機会や姪の初めての誕生祝いなどには出かけたいと思うでしょう。実の母親との関係も、とてもぎこちないものになる可能性が常にあります。母親との関係は、どのようなものであれ、不妊に悩んでいる時期には、それが顕著になりがちなのです。母親から大きな支援を受けているとしても、その一方で、あなたに対する母親の心配が重荷に感じられたり、母親が心配して口にする質問が立ち入ったものに思われたり、母親の助言がポイントを外しているように感じられたりすることもあるでしょう。リラックスしなさいとか、養子縁組をしたらどうかとか、子どものいない自由な生活を楽しんだら、などという母から娘への助言は、通常、娘のためを思って口にされるものです。けれども、あらゆる手を尽くして、母親と同じように自分も母親になろうと努力しているときには、そうした助言がありがた迷惑に感じられることもあるでしょう。

それよりもっと対処がむずかしい問題のひとつは、妹に子どもがいて、あなたにはいないというような状況です。子どもがいない女性のなかには、親から、すでに子どもを持った兄弟姉妹と異なる扱いをされると感じる人もいます。あなたの気持ちを動揺させないように、わざと妊娠や出産の話をしないなど、腫れものに触るような扱いを受けていると感じることがあるかもしれませんし、逆に、家族は子どもたちや妊娠の話ばかりしていると感じるかもしれません。あなた自身も、自分が何を望んでいるのかわからないことがあるでしょう。家族に自分だけ違う扱いをされるのは不快だけれども、兄弟姉妹が親になると聞くのもつらい、という気持ちの板挟みになるかもしれません。家族に対する総合的な気持ちが愛情深くポジティブなものだったとしても、悲しみ、ねたみ、怒りといった感情が生じる可能性があるのです。

✣ 職場

友人は選べるけれども家族は選べない、とよく言われます。これは真実ではありますが、友人にしても家族にしても、誰とどのような時間を過ごすかについては、ある程度の自由裁量の余地があります。けれども職場の同僚の場合は、そうはいきません。あなたは毎日、妊娠している受付係の前を通らなければならないかもしれませんし、会議に出席し、子どもたちの話題で盛り上がっている同僚の間に座らなければならないかもしれません。さらに一般的に言って、職場では自分のニーズや気持ちを語る余裕はあまりありません。もし不妊治療で職場を頻繁に抜け出す必要がある場合には、その理由を誰に打ち明けるべきか迷うことでしょう（打ち明けられる人が一人でもいるとしての話ですが）。

✣ ちょっとした知り合い

ちょっとした知り合い、つまり、あなたの人生の中心部にいるわけではないけれど毎日の生活で出会う人や知り合いも、あなたの気分や幸せの感覚に影響を与えることがあります。「お子さんは何人？」と世間話をする店員、ランチで出会って不妊治療について教えてくれと言う友人の友人――こうした人たちのせいで、気分が不快になることもあるでしょう。実のところ、「お子さんは？」と訊いてくる人はたくさんいます。そして、そう訊いてくる人のことをよく知らないからこそ、どう答えたらいいか困ってしまうことが多いのです。

✣パートナー

不妊問題は、夫婦の関係にももちろん影響を与えます。あなたとご主人は二人とも現在の状況について強い思いを抱いていることでしょうが、それに対する反応とニーズは、それぞれ異なっている可能性があります。もし感情的な問題への対処のしかたや問題への取り組み方について意見が対立している場合には、あなたは突然孤立してしまったように感じることでしょう。もっと前に赤ちゃんをつくる準備をしなかったパートナー、つまり、あなたが今より妊娠しやすかったかもしれないときに協力してくれなかったパートナーを責めたくなるのは、よくあることです。また、夫婦の片方が不妊治療をもっと長く続けてさまざまな方法を試したいと思っているのに、もう片方はそう思っていない、ということもよくあります。さらには、片方が養子縁組や精子や卵子の提供、あるいは代理出産まで試したいと考えているのに、もう片方はそういう気持ちになれないという場合もあるでしょう。こうした状況はいずれも、結婚生活を非常に困難なものにしかねません。

夫婦の感情を表す方法やニーズが調和していないときにも、問題が生じます。わたしはカウンセリングを行うなかで、女性は話を聞いてもらい、抱いている気持ちを認めてもらいたがる一方で、男性は物事を解決したがる傾向があることを目にしてきました。物事を解決するというこのアプローチは、あなたがそれを求めていない場合には、パートナーは共感してくれていないと感じさせる原因になるかもしれませんし、ご主人にしてみれば、問題を解決することができないので、無力感にさいなまれる原因になるかもしれません。もちろん、このような性別による傾向の分類は常に一定であるとは限りません。男性によっては親身になって話を聞いてもらいたいと望む人もいるでしょうし、女性の中には、支配権を握りたいと思う人もいるでしょう。そして性別にかかわらず、問題解決方法は一人一人異なります。とはいえ、夫婦のどちらかが問題を話し合いたいと思っているのに、もう一人はそれを避けて、他のことに意識を集中させようとしているなら、満足のいくバランスをとることはできません。そして、生殖能力のある夫または妻が結婚生活を破棄して、他の生殖能力のある人のところへ行ってしまうのではないかと怖れるような状況は、つらい思いをもたらします。わたし自身は、このようなことが現実になった例を知りませんが、多くの女性がこうした不安を抱えていると聞いています。

エクササイズ

人間関係を評価して改善する

少し時間を割いて、前述した人間関係に似た人々や状況があなたの人生にも存在しないかどうか考えてみましょう。それぞれのカテゴリーの人間関係について考え、次の質問に答える形で、作業を進めてください。自分の感情に正直になりましょう。もっとも愛情を抱いている人たちについてさえ、ほとんどの人は好悪両方の感情を抱くものです。あなたの人間関係でうまくいっていることと、そうでないことについて書き出しましょう。

1. 不妊問題を意識するようになってから変化した人間関係がありますか？
2. あなたをもっともよく支えてくれる人は誰ですか？
3. 問題のある人は誰ですか？
4. 会う時間を減らしたい人、増やしたい人はいますか？　それはなぜですか？
5. 特定の人間関係においてあなたの気分を向上させるものは何ですか？
6. 人間関係をむずかしくした状況とはどんなものでしたか？
7. あなたに無力感を与えたり、八方ふさがりのように感じさせたりする人間関係の問題がありますか？　あるとしたら、それはどんな問題ですか？
8. 愛情と支援を与えてくれるとわかっている人々から、それらを受け取るために、変えられることがありますか？

人間関係で生じる激しい感情をコントロールする

不妊症がもたらす感情的なストレスは、自分と他人に対する感じ方を曇らせるため、自分に有利になるように人間関係をコントロールすることができなくなります。とても感情的になっているときには、自分自身の反応を批判してしまったり、自分の反応が信頼できなくなったりする場合さえあります。そんなときには、自分の気持ちを明確に理解し、自分のニーズが正当なものであるかどうかを把握するのもむずかしくなるでしょう。自分の反応について誰かに話したいと思うものの、そうすることが適切なことであるかどうかも判断できなくなってしまいます。挫折感を抱いたり自尊心を失くしたりしているときには、人が自分の気持ちを知ったら、自分を批判したり憐れんだりするのではないかと心配になるでしょう。感情的になっているときには、自分の感情、遭遇する状況、他人の行動の境目が曖昧になります。

けれども、あなたが感じていることはよくあることなのです。この点は重要ですから、ぜひ覚えておいてください。あなたを悩ませている状況や言葉は、不妊の問題を抱えるほとんどの女性が経験していることです。

不妊グループに参加して気持ちが安定したナタリーの体験

わたしが主催している、妊娠を望む人のためのマインド・ボディ・テクニックのグループに参加したナタリーは、不妊治療を受けているあいだ、とても感情的になっていました。以前は楽観的で社交的で度量が広い人間だったのに、もうそんな人間ではなくなってしまったと感じ、現在の自分にしっくりこない思いを抱いていました。

とりわけナタリーの気分が落ち込んだのは「クロミッド」（クエン酸クロミフェン）という排卵誘発剤を服用していたときです。親友が妊娠し、そのすばらしい経験と第一子を出産した喜びについて際限なく聞かされたときには、涙が出てきて、止めることができませんでした。ナタリーは感情のコントロールができないことを恥ずかしく思い、自分は正しい反応ができなくなってしまったのではないかと疑うようになりました。自分が抱いている感情が適切なものだとは信じられなくなったため、親友をそれほど幸せにしている話は聞きたくないと本人に伝える権利が自分にあるのかどうかもわからなくなりました。傷つき、怒りを感じていたにもかかわらず、相手には何も伝えないで、友人関係を続けなければならないと思っていたのです。

妊娠を望む人のためのマインド・ボディ・テクニックのグループに参加したナタリーは、ある種の状況や言葉――たとえば母親になった喜びを友人が長々と語ること――は、不妊症に悩むほぼすべての女性にとってストレスになっていると知りました。自分と同じように感じている人がほかにもいるのを知っても、ナタリーが経験した動揺が消えることはありませんでしたが、それでも自分の感情的な反応は正常であり、そういう感情を抱くことは異常なことではないと思えるきっかけになりました。グループ療法はまた、ナタリーの孤独感をやわらげ、むずかしい状況に取り組む方法について、はっきりした決断を下す自信を与えてくれました。友人とのあいだが気まずくなったときに、その話をマインド・ボディ・グループの女性たちに話してホッとすることができたナタリーは、きっとうまく取り組めるようになるだろうという予測を立てることができたのです。

彼女は気まずい思いをする状況や人をリストアップしはじめました。次は、そのリストです。

- 職場にいる妊娠中の女性
- 妊娠しているきょうだい
- 妊娠しているたくさんの女性を目にすること
- 幼い子どもでいっぱいの店
- 祝日。とりわけ、母の日と父の日
- 自分の母親が彼女の友人に、わたしの不妊について話すこと
- わたしの不妊治療について詳しく訊かれること。とくに治療結果について
- わたしの不妊治療の話に動揺を受けたようにふるまう人たち。そのせいで、わたしはその人たちに負担をかけているのではないかと思ってしまう
- 人々がわたしの問題を過小評価し、何でもないことをおおげさに吹聴しているみたいにふるまうこと

ナタリーはまた、聞きたくない言葉についてもリストを作成しました。


「お子さんは何人?」

「どうして子どもを作らないの?」

「すぐにでも養子縁組をすればいいのに」

「わたしの友だちは、養子を縁組したとたんに妊娠したわよ」

「ストレスで疲れてるのよ。リラックスしなさいよ!」

「なんでそんなに感情的なの?」

「あの人の出産祝いには何を買うつもり?」

「いつになったら、おばあちゃんにしてくれるの?」

「もう若くはないのよ」

「子どもに煩わされない生活を自己中心的に送り続けたら、きっとあとで後悔するわよ」

● ● ● ● ● ● ● ● ● ●

こうしたリストを作成することにより、ナタリーは物事をより大きな観点から見られるようになり、自分の感情も信じられるようになりました。ときには、そうした言葉や物事を笑い飛ばすことさえできるようになったのです。

ナタリーのリストは、似たような状況や言葉に関するあなた自身の経験を思い出させたでしょうか? 次のエクササイズで、心が傷つけられる状況や言葉を書き出してみましょう。

エクササイズ

心が傷つけられる状況や言葉を書き出す

心が傷つけられる状況や言葉をリストアップしましょう。

嫌な状況に出くわしたときには、あなたが経験していることは、ほかの多くの不妊女性たちも経験しているということを思い出しましょう。そうすれば、自分が抱く感情はおかしいのではないかと疑わないですむようになります。

どうかあなたは一人ではないことを知って安心してください。もちろん、同じような言葉や状況であっても、それにどう対処するかは、状況とあなたのパーソナリティーによるところが大きいでしょう。とはいえ、何らかの指針があれば頼りになります。次のセクションでは、不妊症と取り組みながら人間関係をうまくコントロールする方法を紹介します。

人間関係を改善する方法

さて、自分の人間関係について調べたあなたには、それがどんな影響をもたらしているのかがわかったことでしょう。そこでこれから、人間関係にまつわる問題の考え方、育むべき人間関係の選び方、自分の人生にいる人々とより居心地よく付き合う方法について、いくつかヒントを紹介しましょう。

✣自分が抱く感情の正当性を認める

自分の感情を素直に認めることは重要です。とはいえ、そうした感情を抱くことを好きにならなければならない、と言っているわけではありません。そうではなく、そういう感情を抱くにはちゃんとした理由があり、抱いて当然なものであることを認める必要があるのです。あなたも、友人が妊娠したというニュースを聞いてこみあげてくる怖れ、怒り、悲しみ、ねたみといった感情を抱いて自分を責める多くの不妊女性の一人かもしれません。こうした感情は、痛みをもたらすとはいえ、正常な感情です。飢えている人が、ごちそうを食べている人を祝福するのはむずかしいものです。もちろん、妊娠した友人に礼儀正しく接するのは一向にかまいませんが、その人の喜びが共有できないとしても、自分を責める必要はありません。

✣自分の望みを見きわめる

たとえあなたを心から愛している人でも、あなたの心を読み取ったり、あなたの望んでいることを本能的に感じ取ったりすることはできません。あなたが不妊に悩んでいることを知っている人たちの多くも、赤ちゃんの話題になったときには、どのようにあなたに接していいかわからないでしょう。あなた自身も、他人にどう接してもらいたいか、わかっているでしょうか？　自分が何を望んでいるのか見きわめましょう。たとえば、きょうだいの赤ちゃんのことを知りたいですか？　友人の子どもの話を聞きたいですか？　他人に何か頼むときには、まず自分が何を頼みたいのかを知っておかなければなりません。

✣ 今どの人間関係が重要かを決める

人間関係マップを使って、自分にとって現在および将来重要になる人々にエネルギーを向けるようにしましょう。たとえ努力が必要であっても、あなたの人生で重要となる人間関係を大切にしてください。**あなたの気分を良くしてくれる人たちとは、できるだけ時間を一緒に過ごすようにして、あなたの人生にストレスを生じさせる人々との接触はできるだけ減らしましょう。**また、ナタリーのように、不妊問題を共有できる新しい友人をつくりましょう。あなたと同じ経験をしている人々のほうが、あなたの気持ちをよくわかってくれるはずです。

✣ 自分のニーズを相手に伝える

そもそもあなたは、あらゆることを、あらゆる人にさらけ出すようなことはしないでしょうが、あなたのことを大事に思ってくれている人に、あなたがいるときにはやっかいなテーマに触れないように頼んでも、まったく問題ありません。

誰かに行動を変えてくれるように頼む場合には、常に「わたしは」という主語で始め、自分の気持ちを説明するようにしましょう。一般的に言って、人はできるかぎり自分が最善だと思っていることをしているので、攻撃されたり批判されたと感じると、防御反応を示します。そのためあなたは、相手から険悪な感情を引き出さずに、自分の目的が達成できるように意向を伝える必要があります。「わたしは、あなたが妊娠の話をすると、気分がおだやかじゃなくなっちゃうの」というような話し方をすれば、妊娠の話をする相手に無神経に傷つけられていると伝えた場合とは違う反応を引き出せるでしょう。

✣不必要な苦痛を避ける

あなたのニーズを伝えることによって変わってほしい相手もいる反面、できるかぎり会いたくない相手もいるでしょう。大きな不快感をもたらす状況や行事は避けてもいいと自分に許可を出しましょう。たとえば、出産祝いのパーティーを開いている人を祝福してあげなければならないと思いながら、出席したら苦痛を感じることがわかっているような場合には、欠席することを考えましょう。もしその人が親しい友人なら、自分の気持ちを正直に伝えて、パーティーを欠席してもかまわないかどうか尋ねることもできるでしょう。あなたが思っているよりも「ノー」と言える機会は多いはずです。

✣どこまで変えられるかについて現実的になる

「お子さんは何人？」と訊いてくる人はどこにでもいるでしょうし、職場の女性が妊娠を発表することもしょっちゅうあるでしょう。そんな言葉を突然かけられたり、誰かが妊娠したのを知ったりすると、自分の苦しい状況が思い起こされるかもしれません。ほとんどの場合そうしたことは、あなたを傷つけようとして口に出されたものではありませんが、好意を示すために口にされた何気ない質問に腹を立てて多くのエネルギーを無駄にしている人もいます。あまり面識がない人が、あなたに関心があることを示すために「お子さんは？」などと質問してきたときには、「まだいないけれど、そのうちできるといいなって思っています」というような受け答えをして、さっさと話題を変えるのが、もっともうまくやり過ごす方法であることがよくあります。この話題が避けられない場合には、できるかぎり落ち着いて楽観的でいられるように、自分の心をコントロールしましょう。

✣ 自分をいたわる

妊娠しようと試みている時期には、自分が自分の親友になることが必要です。自分をなぐさめ、バランスを整え、甘やかしてあげてください。ここまで学んできたマインド・ボディ・テクニックを使って、自分の思考を見直し、ノートに書き込み、マインドフルになり、腹式呼吸をして、瞑想しましょう。自分が抱いているネガティブな感情を知って、それを容認し、ポジティブな物事――ポジティブなイメージ、ポジティブな感情、ポジティブな人々、ポジティブな状況――を生みだしましょう。**最終的には解決のときが訪れます。**この時期が一生涯続くわけではありません。今は、あなたの人生の一時期でしかないのです。

コントロール力を身に付ける――自分の感情を知って伝える方法

良好な人間関係を築くには、どんなときでも、相手のニーズや気持ちを尊重しながら、自分のニーズを伝えることが必要です。たとえ今までの人生でこうしたことをずっとやってきたとしても、不妊問題はあなたを未知の領域に連れていってしまいます。このセクションのエクササイズでは、自分の気持ちを知り、むずかしい気持ちを手なずけ、もっとも大事な人々とコミュニケーションを図る方法を紹介しましょう。

✣自分の気持ちを知る

アメリカの臨床心理学者ユージン・ジェンドリンは、1970年代にシカゴ大学で教鞭をとっていたときに、目標達成度における成功率の高い治療患者は他の患者とどこが違うのかを探ろうとして研究を行いました。ジェンドリンはこの研究を通して、成功率の高い治療患者が無意識のうちに使っている一連のスキルを突き止め、それをより洗練させて体系化し、非常に効果的な治療技法「体験的フォーカシング」を導き出したのです。この技法は現在も引き続き活用されています。著書『フォーカシング』[20]で、ジェンドリンは、自分の内面の気持ちを深く理解するために、それらにフォーカスする（焦点を合わせる）手順を説明しました。

不妊症と取り組むなかで、あなたは今まで経験しなかった気持ちや状況に直面することでしょう。

わたしは、ジェンドリンが体系化した技法の簡略バージョンを使うと、人々が自らの反応をより深く理解できようになる様子を実際に目にしてきました。

エクササイズ

フォーカシング

邪魔が入らない、静かに座れる場所を探しましょう。マインドフルな呼吸を数回行って、今現在の瞬間に落ち着けるように心を整えてください。

さて、自分が感じている気持ちについて自らに問いましょう。その際、自分のからだをよく観察してください。どんな感じがしますか？　よくわからなかったら、気持ちを表す言葉を思い浮かべて（たとえば不安、怖い、悲しい、痛切、懐かしい、など）、ピンとくるものがないかどうか試してみてください。

自分がした質問に反応してからだに何か変化が生じたことに気づいたら、それが何であるかについて、より掘り下げた質問をしましょう。答えは、自然に湧きあがってくるのを静かに待ちましょう。からだに微妙な変化を感じたら、それが正しい答えであるとわかります。

この手順を繰り返し、新しい考え、気持ち、体に感じる変化が何であるのかを自問し、どんどん掘り下げていきましょう。

体験的フォーカシング法の効果は、目立たない場合も、パワフルな場合もあります。身に付けるにはしばらくかかるかもしれませんが、効果的に使えば、あなたの心の奥底にある気持ちとニーズがあらわになります。その結果がどのようなものであっても、受け容れて大事にしましょう。

母親との溝をフォーカシングで埋めることができたキムの体験

キムは母親に対する自分の反応をよく知っていると思っていました。けれども経験的フォーカシング法を実践したことにより、自分のことをよりよく知り、この大切な関係にポジティブな変化をもたらすことができたのです。

不妊問題と取り組み始めてから、キムはずっと母親に腹を立ててきました。間違ったことばかり言うような気がしたからです。でも、どんな言葉をかけられたのかとキムに尋ねたとき、彼女の母親はときおり無神経な物言いをしてはいたものの、娘を支えようと一所懸命だったことが、わたしにはわかりました。キムの母親は、必ずしも的を射た話をしていたわけではなかったし、ときには気に障ることも話してはいたけれども、表面的には、キムがそれほど落胆するようなことを口にしたわけではなかったのです。キムはこのむずかしい問題に取り組むために、体験的フォーカシング法を行ってみることにしました。

キムはまず、楽な姿勢をとって、からだに意識を向けました。そして頭の中で、母親との問題は何なのか、と自分に問いかけました。いつもであれば母親はいつも無神経な言葉を吐くと自分に言い聞かせていたかもしれません。けれどもフォーカシング法を実践したキムは、質問を投げかけたあと、からだに生じる変化を感じとるために、じっと待ちました。そうするうちに、胸がギュッと締め付けられるような感じがしました。痛く感じられたのです。さらに掘り下げて、キムは自分に「この痛みは何なのか」と問いました。そして、異なる言葉を投げかけて、からだの声を聞き取ろうとしました。最初の言葉は「悲しみ」でした。「悲しみ」と言ったとき、胸の感覚が少し変わったように感じました。そして次に「悲痛」という言葉が浮かんできました。さらにキムは「怒り」「嫉妬」「恨み」という言葉を試してみて、それぞれについてからだが微妙に反応するのを感じました。けれどもからだに最大の変化が生じたのは「寂しさ」という言葉が浮かんできたときでした。

自分に「寂しさ」について問いかけたとき、その裏に横たわっていた問題がおのずと明らかになってきました。キムはずっと母親と仲が良く、母親を自分の将来のモデルとして思い描いていました。そうした将来の図には、子どもがいることが前提になっていました。キムはいつも母親と自分を同一視していましたし、母親も自分のことをよく理解してくれていると思っていました。けれども妊娠できないことについては、母親はまったくわかっていないように思えたのです。キムが今直面しているような問題を、母親は経験したことがありませんでした。妊娠も出産も、母親は楽にこなしてきました。キムは、母親との間に距離が生じてしまったように感じていたのです。それは恐ろしく、気持ちが乱される感覚でした。まるで、突然母親が味方ではなくなってしまったような感じでした。キムは深い孤独感にさいなまれていたのです。

キムは母親に率直に話をする決心をして、セッションをあとにしました。そして、自分の中に閉じこもって腹を立てるという、それまでとってきた態度を捨てて、不妊症と取り組んでいる間はどう接してほしいかを母親に愛情をこめて伝えることができました。自分が経験していることを明確に伝え、どう協力してほしいかを母親が理解できるように伝えることにより、母親との間にあった溝を埋めることができたのです。その後もキムは、最大の支援者である母親と一緒に時間を過ごしました。不妊への不安が重要な人間関係を奪いかねなかったところ、キムはそれを、コミュニケーションと絆をより深める推進力に変えたのです。

フォーカシングは、さらに深く理解したい問題や気持ちがあるときに、いつでも使えるテクニックです。気持ちが耐え難いものである場合には、このエクササイズは、安全で役に立つと考えられる範囲内で行うようにしましょう。エクササイズを行った結果、抱くべきではないとか、抱くのは恥ずかしいと思われる感情を自分が実際に抱えていることがわかった場合には、不妊症に取り組んでいる女性はみな怒りや恨み、ねたみ、といった感情を抱くものであることを思い出しましょう。こうした感情を抱いても、あなたが悪い人間であるということにはなりません。自分の感情を、自分へのメッセージとして受け容れましょう。自分をより深く知ることは、気分を向上させるだけでなく、人間関係を改善するロードマップも提供してくれます。

エクササイズ　フォーカシングの記録をつける

困難な状況がやってきたときに常に深くフォーカシングが行えるとは限らないため、次に示すような表を作って、フォーカスしたい問題や気持ちや出来事をあらかじめ書き込んでおきましょう。そして、時間の余裕がある日時を決めて、フォーカシングを行うようにしましょう。この表はまた、以前行ったフォーカシングについて気が付いたことをメモしておく備忘録としても活用できます。

フォーカシングを行う予定の日時	フォーカシングを行いたいテーマ、気持ち、出来事	フォーカシングを行った際のメモ

✣ 強い感情をなだめる

感情に圧倒されそうになっているときには、この強い感情が人間関係に影響を与えます。ときにはこうした感情を理解するだけでなく、なだめたいと思うこともあるでしょう。実のところ、フォーカシングは自分の内面に光をあてることに加えて、感情をやわらげる効果もあるので、フォーカシングを行うだけでも感情をなだめることができます。とはいえ本章では、ほかにもテクニックをふたつ紹介します。「ピロートーク」と「経絡《けいらく》タッピング」です。これらの新しいスキルを身に付ける際にも、すでに学んだ呼吸法、瞑想法、イメージ法を忘れずに実践しましょう。また、感情が強烈なものになったときには、第1章で学んだ安全な場所のイメージにいつでも戻れることを思い出してください。

【枕と話すピロートーク】

不妊問題に取り組んでいるときは、まるで土砂降りの空の下にバケツを置いたような感じがすることでしょう。この感情のバケツがいっぱいになるとあふれ出して、あなた自身や、あなたの人間関係に不都合な影響が出始めます。ときには、誰かとても親しい人に、あなたの強い感情をそのまま共有してもらえるかもしれません。感情をその人にぶつけないかぎり、そしてその人とのあいだに、こうした形で感情を打ち明けてもいいという合意ができているかぎり、強い感情の表明は（とりわけ、そのあとにハグが続けば）、その人との絆をいっそう強めることになるでしょう。

とはいえ、誰かに問題について打ち明ける前や、単に気分を良くしたいときなどには、自分自身で感情のバケツの中身を空けたいと思うでしょう。「ピロートーク」は、それを可能にする手段です（訳注／pillow talkは、通常、寝室での睦言《むつごと》を指しますが、ここではジョーク的に、枕を使ったストレス解決法をそう呼んでいます）。怒りや悲しみの感情を誰かに話す代わりに、枕に話しかけるのです。誰かに腹を立てているのだったら、枕に向かって怒鳴りましょう。不妊症に腹を立てているのだったら、枕を不妊症に見立てましょう。枕があなたの感情に傷つくことはありません。怒鳴っても、叩いてもかまいません。表現したい感情が怒りではない場合は、枕に語りかけましょう。枕が口答えしないことは、わたしが保証します！　ですから、あなたは邪魔されずに思いのたけを吐き出すことができますし、それだけでも心をなだめる効果があります。きっとそのあと、あなたの人生に実在する人に、前より落ち着いて話せるようになったり、自分の人間関係をよりよくやりこなせるようになったりするでしょう。

このエクササイズがあなたに効く場合には、実行したあとにほっとするはずです。一方、かえって感情が強まり、しばらく経ってもほっとしないような場合には、あなたにとって最善のアプローチではないかもしれません。でも心配しないでください。本章ではほかにも、たくさんのアプローチを紹介します。それらはみな、あなたの感情のバランスを整えるためのテクニックです。自分の好みを尊重しましょう。

【経絡《けいらく》（メリディアン）タッピング】

経絡タッピングとは、「思考場（TFT）療法」や「エモーショナル・フリーダム・テクニック（EFT）」などを含むタッピング・セラピーの総称です（訳注／「タッピング」とは軽く叩くことです）。これらのセラピーは近年開発されたもので、今でも実験的な治療法とされてはいますが、わたしは診療で実際に使用して、非常に優れた効果をもたらす様子を目にしてきました。

経絡タッピングは、からだにはエネルギー・システムがあるという考えに基づいています。鍼《はり》治療を受けたことがある人なら、エネルギーである「気」の概念、そしてエネルギーの通り道である「経絡」という概念はおなじみのものでしょう。経絡タッピングは、ときおり「鍼を使わない感情の鍼治療」と呼ばれることがあります。そのわけは、思考や感情や感覚を意識にのぼらせ、一連の鍼のツボを叩くことによって治療を行うためです。経絡タッピングの目標は、エネルギーのバランスを整えることにより、不快な思い込みや経験にまつわる苦悩を軽減したり解消したりすること。この治療法はストレスを軽減するだけでなく、からだのバランスを整えるのにも役立つと考えられています。

人にはエネルギー（気）のシステムがあり、このシステムに直接働きかければ、よりよい健康と幸せが達成できるという考えは、数千年にわたり伝統的な中国医学の一部となってきました。けれども西洋医学にこうした考えはありませんでした。あなたの信仰や経験にもよりますが、この治療法は奇妙に思えるかもしれません。たとえ気や経絡という概念を受け容れられたとしても、自分のからだを叩くことについては、奇妙に感じることでしょう。でもこのテクニックは、ぜひ真剣に試してみることを強くお勧めします。方法はとても簡単ですし、優れた効果が得られます。その効果については、わたしが実際に目にしてきました。経絡タッピングのすばらしい点のひとつは、たとえ信じなくても効き目が現れることです。セラピーでこのテクニックを紹介すると、みな奇妙に感じたり、信じなかったりするのですが、それでも良い結果が得られるのです。ここでは強い感情を緩和するための手段として紹介しますが、身体的な問題についても感情の問題についても試してみてください。ストレスがもたらす不妊症の障害を取り除くのにも役立つと思われます。

経絡タッピングを行うには、まず、邪魔の入らない、居心地の良いスペースを見つけましょう。このテクニックはどのような姿勢でも行うことができます。実際に問題の緩和に取りかかる前に、経絡タッピングのポイントの図を参考にしながら、まず次のエクササイズの指示を一通り読んでください。

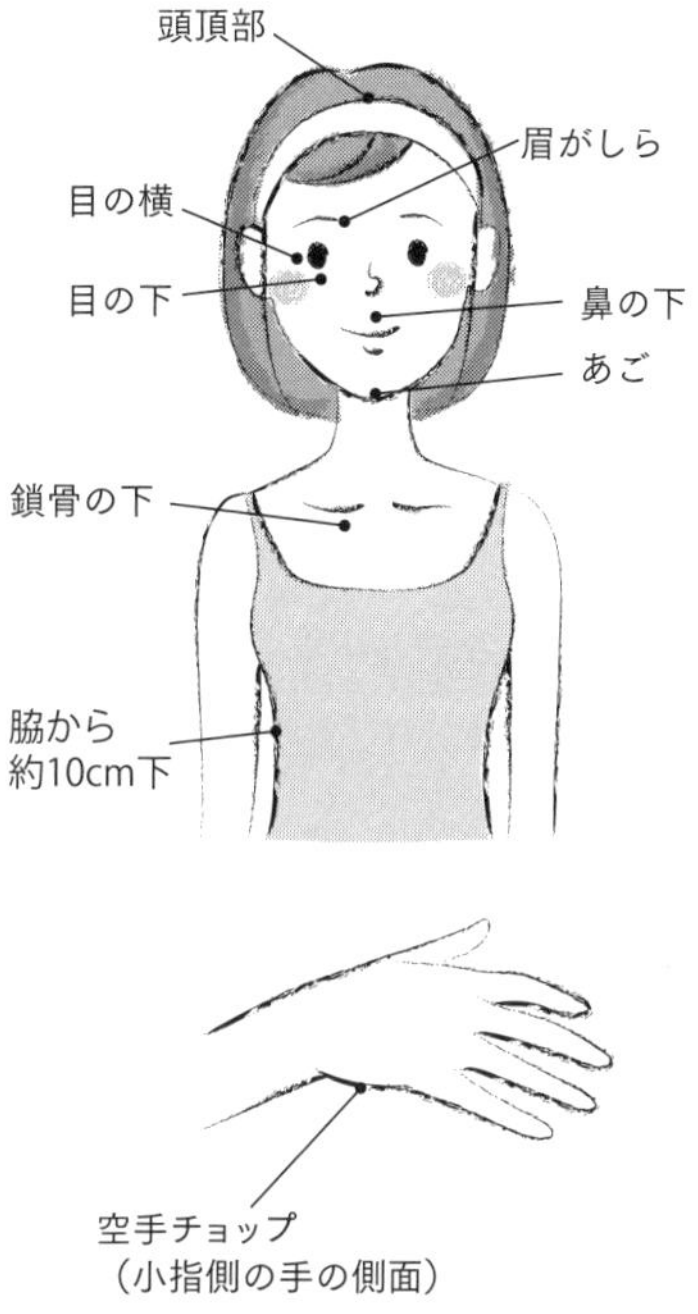

エクササイズ

経絡タッピングを行う

あなたに苦痛をもたらしている問題を見つけて、取り上げましょう。不快感をもたらしている感情や状況であれば、どんなものでもかまいません。それに名前を付けましょう。たとえば「母にまつわる違和感」などというふうに付けてください。

この問題に関するからだの感覚に意識を向けましょう。そして非常に主観的に、自分の苦痛のレベルを1から10までの点数で評価してください。苦痛のレベルがもっとも高いのは10、もっとも低いのは1です。これがあなたのスターティングポイント、すなわち基準値になります。このテクニックを学び始めるときは、苦痛のレベルが5から7ぐらいの問題から手がけるのがいいでしょう。それよりむずかしい感情については、もっとテクニックに熟練してから取り組んだほうが無難です。苦痛に点数を付ける理由は、タッピングをしたあとに苦痛のレベル（数値）が下がれば、実際の苦痛が軽減されたことがわかるからです。

次に、「セットアップ」と呼ばれる、タッピング・セラピーの最初の段階を行います。指を4本合わせて、手の側面にある空手チョップというポイントをやさしく叩いてください（前ページの図参照）。

手の側面を叩きながら、次の文を声に出して唱えます。空欄には、あなたに適した文言を入れてください。「わたしは（　　　）だけれども、深く完全に自分を愛しており、深く完全に自分を受け容れます」。たとえば「母についてしっくりしない思いを抱いているけれども」とか「友人に腹を立てているけれども」など、あなたの状況に適した言葉を入れましょう。タッピングを行いながら、この文を3回繰り返し唱えてください。逆説的ではありますが、物事を受け容れれば、変化への道が開かれるのです。これは経絡タッピング・セラピーの重要な部分ですので、たとえ奇妙に思えたり、むずかしそうに感じたりしても、必ずこのセットアップを行ってから、次の段階に進んでください。

　さて、これからがセラピーの第2段階です。指を2本または3本使って、問題を声に出して唱えながら、図に示したポイントをタッピングしていきます。わたしは、眉がしらから始めて頭頂部で終わりますが、タッピングする順序は気にしなくてかまいません。また、正確な位置を叩いているかどうかと心配する必要もありません。あなたが叩く場所は鍼《はり》治療で鍼を刺すツボです。鍼よりも指のほうがずっと太いので、ツボを外すことはありません。タッピングする回数も決まっていませんが、7回というのが典型的な回数です。タッピングした回数も数えなくて結構です。

● 眉がしらのポイントをタッピングしながら、問題を口にする（たとえば「友人ＸＸには腹が立つ」など）

● 目の横のポイントをタッピングしながら、問題を口にする。

- 目の下のポイントをタッピングしながら、問題を口にする。
- 鼻の下のポイントをタッピングしながら、問題を口にする。
- あごのポイントをタッピングしながら、問題を口にする。
- 鎖骨下のポイントをタッピングしながら、問題を口にする。
- わきの下のポイントをタッピングしながら、問題を口にする。
- 頭頂部のポイントをタッピングしながら、問題を口にする。

ここで、ふたたび全体の手順を繰り返しましょう。からだが少しリラックスしはじめているかどうかに注意を払ってください。問題について考え、苦痛のレベルを1から10までの点数でふたたび評価しましょう。レベルの数値は、最初に評価したときと同じですか？それとも、下がりましたか？ ときおり、問題を意識にのぼらせると、しばらくのあいだその問題を痛切に感じることになるので、数値が一時的に上昇することがあります。そのような場合は、タッピングを続けましょう。最終的に、何らかの安堵感または変化が感じられるはずです。

もし抱いていた感情が異なる感情に変わったり、同じ問題の異なる局面が浮上してきたりしたら、それは前進している証拠です。そのような場合は、この新しい局面についてタッピングを行いましょう。たとえば、怒りの感情はやわらいだけれども、今度は悲しみの感情が浮上したとしましょう。その場合は、悲しみについてタッピングを行ってください。

不快な感情についてタッピングを行い、苦痛のレベルが軽減できたら、今度は違う言葉を使って同じポイントをタッピングすることができます。たとえば「わたしは落ち着いていて、心を開いている」といった、自分が抱きたい感情を唱えるといいでしょう。こうしたタッピングは、感情のレベルをやわらげて、さらなる心の平穏を促します。

経絡タッピングは、ピロートークと体験的フォーカシングとともに、不妊問題にまつわる強烈な感情のコントロールに役立ちます。これらのテクニックは、パートナーとの関係を含め、あらゆる人間関係をやりこなす上で、あなたを助けてくれるでしょう。

✣パートナーと心を通わせる

赤ちゃんを手にするための道のりで、がっかりさせられるニュースを手にしたときには、あなたのパートナーもがっくりくることでしょう。でも、ゴールは共通だと言っても、不妊におけるあなたの経験とパートナーの経験はまったく同じであるとは言えません。とはいえ、親になる道のりが険しいものであるなら、互いに支え合い、思いやり、親密でいるために、違いを超えて心を通わせる必要があります。わたしは多くの夫婦が、こう言うのを聞いてきました――不妊は結婚生活に問題を投げかけたけれども、夫婦で一緒に取り組んだことで、絆はいっそう強まったと。

このセクションでは、現在および将来にわたって夫婦の絆を強めるための指針とスキルを提供します。言語コミュニケーションをうまく行えば、パートナーと心を通わせ続けることができるでしょう。ここでは、「本音を伝え合うテクニック」と「アクティブ・リスニング（積極的傾聴法）」というふたつの効果的なコミュニケーション・テクニックを紹介します。さらに、不妊問題に取り組む際に遭遇しがちな性生活の問題についても触れ、それを克服するヒントを提案します。

【本音を伝え合うテクニック】

不妊のストレス、頻繁な診察による時間的制約、常に襲ってくる不快な感情と取り組んでいるときには、話すのを避けたり、話そうとしても先が続かなかったり、不妊の問題について話すことに時間を費やしすぎてしまったりすることがよくあります。気持ちが強烈だったり、互いに相容れなかったりすると、ふたりのコミュニケーションは言い合いになりがちですが、ほんとうは、気持ちを共有し、心を通わせ、互いの気持ちに寄り添うことが必要です。

ルールにしたがって行う「本音を伝え合うテクニック」を使えば、二人の心をつなぎ、コミュニケーションをバランスのとれたものにすることができます。これは、何十年も前に家族療法を始めたアメリカの心理療法家ヴァージニア・サティアが開発したテクニックです。本音を伝え合うテクニックは、長時間かけて行うものでもありませんし、問題解決を目的としたものでもありません。これは、あなたとパートナーが互いに共有する一連の発言と質問からなる、意思伝達のためのテクニックです。夫婦のうちの片方が質問をし、コメントしたり反論したりしないで相手の返事に耳を傾けます。そのあと役割を交代して、同じことを行います。これはさまざまなことについて語り、そのあとそれをパートナーと共有するという、ルールにしたがった会話の形をとって行われます。

多くの夫婦は当初、こうした形の会話をぎこちない形式張ったものに感じますが、のちにとても有益に感じるようになります。ぜひあなたもご主人と共に試して、やり遂げていただきたいと思います。望ましいのは、向かい合って座り、手を握り視線を合わせて行うことですが、それがやりにくくて電話や携帯メールやEメールで行う夫婦もいます。覚えておいていただきたいのは、聞き手を担当しているときは、聞くことに徹するということです。相手の言葉を繰り返したり、短くまとめたりするのは構いませんが、質問したり自分の意見や問題を主張したりすると、プロセスに支障が生じ、このテクニックを安全ではないものにしかねません。少し練習を重ねれば、でこぼこをならして、自分たちにとってより自然なスタイルが確立できるでしょう。

エクササイズ

本音を伝え合うテクニックを使う

コインを投げるなどして、どちらが先に話し手になるかを決めましょう。決まったら、夫婦間で心を通わせるための次のテクニックを実践しましょう。

話し手はまず、相手に対する感謝の言葉を述べます。これは、いつもありがたく思っているけれどもなかなか口にできないパートナーの長所について述べるチャンスです。たとえば「いつもブレずにいてくれてありがとう」とか「夕べはお料理を作ってくれて、ほんとうに嬉しかった」などと言うことができるでしょう。気をつけなければならないのは、ほんとうにありがたいと思っていることを述べる、という点だけです。

次に話し手は、相手の知らない内部情報を伝えます。この情報は、あなたに起きていることで、パートナーにも関心があることである必要があります。たとえば、あなたの気分や行動に潜在的な影響を与えかねない内面のストレスのことや、伝えたいニュースといったことがこれにあたります。

話し手は次に質問をします。これは、あなたが把握していない状況や、けげんに感じていることでなければなりません。たとえば「コンサートのチケットはもうとった？」とか「きのうの夜は、どうしてあんなに遅く帰ってきたの？」、「来週あなたの家族と晩ごはんを一緒に食べるかもしれないと言っていたけれど、今もそうするつもり？」、「赤ちゃんを作ろうとしていることについて、今どう思っている？」などなど。

話し手は次に、相手に対する不満を述べて、行動を改善してくれるように頼みます。テクニックのこの部分では、具体的なことについて不満を表明し、あなたをもっと幸せにする具体的な行動を求めることができます。これはとても重要な点です。というのは、わたしたちは相手について不満を感じることがよくあるものの、それをポジティブな形で口にする方法がわからなかったり、自分のニーズをはっきりと理解できる方法で相手に伝えることができなかったりすることが往々にしてあるからです。とはいえ、このテクニックは、さまざまなテーマについて相手に伝えるための「意思伝達作業」のようなもので、むずかしいテーマについて時間をかけて検討する問題解決セッションではないことを忘れないようにしましょう。もしむずかしい問題が浮上してきたら、本章でこのあと紹介する「アクティブ・リスニング（積極的傾聴法）」を使って別の機会に話し合うことにするといいでしょう。本音を伝え合うテクニックを使って話し合う内容は、かなり限定した具体的なテーマにしたほうが無難です。パートナーが理解でき、実行できることを求めるようにしてください――性格を変えなければできないようなことではなく。

話し手は次に、将来への希望を述べます。個人として、また夫婦としての希望や夢に意識を戻すのは、この意思伝達作業の完璧なエンディングになります。それは将来にふたたびつながることを可能にするエンディングです。もちろん、あなたの希望のひとつは赤ちゃんを手にすることでしょうが、ほかの希望も述べることが大事です。希望は短期的なものでもかまいません。たとえば「今度の週末は、二人だけでなにかする時間がとれるといいな」というふうに。

一連のサイクルを終了したら、話し手は、聞いてくれたことについて、聞き手に感謝します。そして今度は役割を交代して、同じステップ、すなわち感謝の言葉を述べ、相手の知らない内部情報を共有し、質問をして、不満を口にし、改善してくれるように求め、希望や夢を述べる、というステップを繰り返します。

このルールにしたがって行う本音を伝え合うテクニックは、不妊について話そうが、他の問題について話そうが、はたまたその両方について話そうが、不妊に対する集中度と、それ以外のことへの集中度のバランスがとれるようにしてくれます。テーマを限定しないでこのテクニックを使うこともできますし、たとえば不妊の問題というひとつのテーマに限ってテクニックを使うこともできます。本音を伝え合うテクニックは、医学的情報、治療オプション、そして感情について情報を交換する落ち着いた手段にもなり得ます。

ではここで、2組の夫婦――ティナとスティーヴ、マーレーンとサム――が行った本音を伝え合うテクニックを具体的に紹介しましょう。

不妊の問題に焦点を絞って本音を伝え合うテクニックを実践したティナとスティーヴの体験

ティナとスティーヴは、不妊の問題に的を絞って本音を伝え合うテクニックを実践しました。最初にティナが話し手になりました。

感謝 ――「もうすぐ排卵しそうだって急に連絡したにもかかわらず、すぐ家に帰ってきてくれて、ほんとうに嬉しかった。わたしがかっかりしていたときに夕飯を作ってくれたのも、ありがたかったわ」

内部情報 ――「不妊治療を受けないですむように願ってるの。今月は、自分たちだけの力で頑張ってみようって二人で決めた最後の月よね。たぶんうまくいくとは思うけれど、失敗するのが怖いわ」
質問 ――「出張の予定が前もってわからないかしら。わたしが妊娠しているかどうか結果が出る日に、家にいてくれるかしら」
不満の表明と改善要求 ――「出張予定がギリギリまでわからないのは不安だわ。心の準備ができるように、予定がわかり次第、Ｅメールをくれるか電話するかしてくれたら嬉しい。予定が変わる可能性があるのはわかるけど、変わったらそのときに教えてくれればいいから」
希望と夢 ――「わたしの希望と夢は言うまでもないわよね。この周期に妊娠できることを願ってる。妊娠して親になる日が待ちきれないわ。わたしの全体的な夢は、あなたと子どもたちと幸せな家庭を築くことよ」

ここで二人は交代し、今度はスティーヴが話し手になりました。
感謝 ――「妊娠できるように、できる限りのことを全力でやってくれていることには、ほんとうに感謝してるよ。きみは食生活を変え、ワインをあきらめ、瞑想を実践してるよね。それはみんな、ぼくらが親になれるようにするための努力だってわかってる」
内部情報 ――「じつは今、職場のストレスがたまっているんだ。社内で部署が再編されていて、自分にふさわしい部署に行きたいと思っている。ぼくがときどき短気になっているのは自覚してるさ。そのことについては、きみにすまないと思ってる。きみにイライラしてるわけじゃないんだ。この点は直そうと思ってるよ」

質問――「きみが妊娠していた場合、あるいはもしそうじゃなかった場合、それぞれかかりたい病院を決めたかい？　診察に行くときには、ぼくに同行してほしいかい？」

不満の表明と改善要求――「きみが心の底から赤ちゃんを欲しいと思っていて、いつもそのことを考えてるのはわかってる。それについて話したいこともわかってる。でも、ぼくは、もっとほかのことについても話したいんだ。そうすることによって、ぼくらの生活に、いくらか楽しみを取り戻したい。不妊症について話す時間制限のようなものがあったらありがたいな。たとえば、15分までとか20分までとかね。そのあと、ほかの話題について話し合えたら嬉しい」

希望と夢――「家族を築くというきみの夢は、ぼくの夢でもある。ぼくらは分かち合える愛にあふれている。一刻も早くぼくらの夢が現実になることを願っているよ」

前述したように、ルールにしたがって行う本音を伝え合うテクニックは、一般的なテーマについても使うことができます。次に紹介するマーレーンとサム夫婦の例がそうでした。

一般的なテーマについて本音を伝え合うテクニックを実践したマーレーンとサムの体験

最初に話し手になったのはサムです。

感謝――「ぼくの仕事を励ましてくれてありがとう。それはぼくにとって、とても大事なことだ」

内部情報――「きみも知ってのとおり、ぼくはこのところジムでトレーニングしている。実は今とっても嬉しいんだ。なぜって、上のレベルに達したからね。トレーニングをやったあとは、ストレスがずいぶん解消されるよ」

質問――「きみは今週末、友達と出かけるかもしれないって言っていたけれど、今でもそうするつもりかい？　ショーを二人で見に行くチケットをとってもいいかな？」

不満の表明と改善要求――「毎朝きみの目覚ましが何度も鳴って、目が覚めてしまうんだ。きみに目覚ましが必要なことはわかっているけど、目覚ましのスヌーズをあんまり使わなくてもすむようにしてもらえると助かるよ」

希望と夢――「ぼくはきみとの結婚生活をほんとうに愛している。新しい家族と新しい家に住む日を夢見ているんだ。そうなったら、さらに幸せになれるね」

今度はマーレーンが話す番です。

感謝――「きのう夕飯を作ってくれて、ほんとうにありがたかったわ。すごくおいしかった！」

内部情報――「職場で昇進候補になったって、知らされたばかりなの。そのことでストレスがたまってるのよ。わたしのキャリアにとってはすばらしいことだけど、現時点で、そんなに大変な仕事を引き受けていいのかどうか迷ってる。わたしはぼうっとしていることがあるって、あなたは言ったわよね。それはあなたのせいじゃないのよ。このところ、いつもよりずっと仕事のことを考えているからだわ」

質問――「あなたが注文する予定だった、新しい浴室用の洗面台は、うまく注文できた？　それを設置してくれる配管工にも話をした？　浴室を完成させるためにわたしにできることが、ほかにもある？」

不満の表明と改善要求 ——「あなたが毎晩8時までジムでトレーニングしていると、わたしには夕食の時間が遅くなりすぎてしまうから、二人で食事ができなくなるの。わたしは今、朝早く起きなくちゃならないから、寝る時間も早くしたい。ジムに行く時間を変えてもらえるとありがたいわ。少なくとも、週何日かは」

希望と夢 ——「わたしがいつも妊娠したいと思っていることは知ってるでしょ。現時点では、それが一番の夢よ。それから、海辺の近くに住んでボートを持ちたい。でももちろん、最大の夢は、あなたと長く幸せな人生を送ることだわ」

【本音を伝え合うテクニックを使う際によく起きる問題を避けるには】

毎日本音を伝え合うテクニックを実践することは、わたしが知る限り、夫婦にとってもっとも有益なエクササイズのひとつです。このエクササイズを行うあなたも、そうした良好な結果が手にできるように願っています。けれども、うまくいかないときのために、トラブルシューティングのヒントをいくつか紹介しましょう。

反論してしまうとき ——ときには、相手の話を、反論しないで黙って聞くことがむずかしい場合があります。相手の説明とあなたの見方が違うこともあるでしょう。そうした場合には、深呼吸しましょう。あなたは、パートナーの考えをよりよく知ろうとしていることを忘れないようにしてください。今やっていることは二人の間の差異を解消するためのものです。夫婦の意見があらゆることについて完全に一致することはありません。幸せな結婚生活とストレスのたまる結婚生活の違いは、意見の差異をいかにうまく扱うかにあります。

じれったく感じるとき――こちらもたくさん言いたいことがあるのに、黙って相手の話を聞いているのはむずかしいことがあるでしょう。これもまた、深呼吸をすべきときです。自分の話は、あとで充分に聞いてもらえます。今は、聞くという行為により、パートナーの話を認めてあげるときです。

感情が高ぶるとき――相手の話に耳を傾けて、自分の感情を抑えるのは、とてもむずかしいことがあります。とりわけ、相手が自分に不満を述べていて、変わるように求めているときにはなおさらです。夫婦間では、激しい感情がぶつかり合うことが少なくありません。なぜなら、二人は互いにとって重要ですし、感情的な利害関係も大きいからです。しかし、だからこそ、あなたがたはこのルールにしたがって行うエクササイズを実践しているのです。問題を解決する二人の能力を信じて、二人の夫婦関係にある良いもの、ポジティブなこと、そして確かなものに意識を集中させましょう。

【ぷんぷん、しくしく、びくびく、るんるん】

夫婦の意思伝達テクニックのバリエーションのひとつは「ぷんぷん（怒り）、しくしく（悲しみ）、びくびく（怖れ）、るんるん（喜び）」と呼ばれる方法です。一般的なテーマまたは特定のテーマに絞って本音を伝え合うテクニックを使う際に、相手の知らない内部情報を伝える段階でこの方法を使うことができますし、パートナーに自分のことを伝える方法として単独で使うこともできます。この方法がとりわけ役に立つのは、緊張感や焦燥感が強くて、自分がどんな思いでいるのかよくわからないときです。これはまた、感情をやわらげるツールにもなります。というのは、頭をはっきりさせたり、自分がどう感じているかを口に出したりすると、通常、感情のエネルギーは低下するからです。では、ある女性による「ぷんぷん、しくしく、びくびく、るんるん」テクニックの使用例を具体的に見てみましょう。

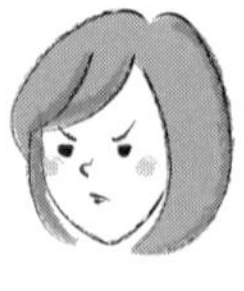

ぷんぷん（怒り）――「不妊治療がこれほど長びいていることが腹立たしいの。治療と診断のほとんどを受けなければならないのが、わたしのほうであることにも腹が立つ。わたしたち二人にとって赤ちゃんを作ることがこんなに大変だということも頭にくる。もっとずっと簡単で楽しい作業になってほしかったのに。もうひとつ腹が立つのは母のこと。毎日〈赤ちゃんのこと〉はどうなってるの、って訊いてくる。しょっちゅうこの件について話すのは嫌だから、わたしのほうから話すわ、って伝えてあるのに」

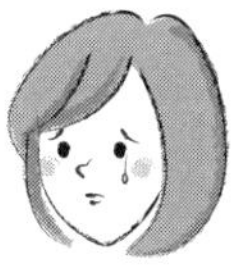

しくしく（悲しみ）――「赤ちゃんをつくることが、もっと楽しい作業にならなかったことが悲しい。あなたも心配してくれているのに、あなたは子づくりのプロセスのほとんどから閉め出されていることが悲しい。ときどき、こんなに努力して苦しんでいるのに、それが報われないのではないかと絶望的になる。気がかりがなかったときの気楽な二人の関係に戻りたい。これほど多くの時間が不妊治療にとられてしまっていることが悲しい」

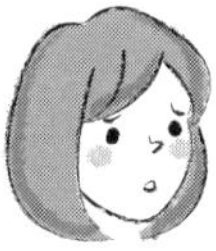

びくびく（怖れ）――「あなたが離れてしまったと感じるとき、不妊が二人の関係に溝を作ってしまうんじゃないかって不安になる。ときどき、わたしが足を引っ張っているとか、充分に努力していないとかってあなたが感じているんじゃないかと心配になる。わたしたちには子どもができないんじゃないかって不安になる。それに、あなたの堪忍袋の緒が切れて、わたしより先にあきらめてしまうんじゃないかって心配になる。もう二度と、人生がふつうに戻れなくなるんじゃないかと思うと怖い」

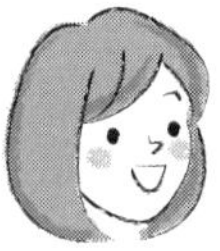

るんるん（喜び）――「あなたも赤ちゃんが欲しいと思ってくれて、不妊治療をわたしといっしょにやってくれるのがほんとうに嬉しい。医師の先生とスタッフにはほんとうに感謝している。わたしを支えようと努力してくれる母親がいてくれてとても嬉しい。母はすばらしいおばあちゃんになると思う。わたしにはとても健康的な習慣が

あって良かった。瞑想やフォーカシングなどの新しいテクニックを学んで試すことができて嬉しい。これらは、たとえ何が起きても、私にとって将来の財産になると思う」

この例が示すように、まず「ぷんぷん（怒り）」から始めて、「しくしく（悲しみ）」、「びくびく（怖れ）」へと進み、最後は「るんるん（喜び）」で終えます。これらの感情のどれにでも立ち戻ることはできますが、終えるまでに、それぞれの感情を徹底的に探るようにしましょう。このテクニックはまた、記録したり書きつけたりするのにも適しています。これは感情を封じ込めずに先に進むひとつの手段です。

【アクティブ・リスニング（積極的傾聴法）】

本音を伝え合うテクニックの最中、またはそれ以外のときも、注意を深く払うべき問題や感情が浮上してくることがあります。そんなときには次のエクササイズ「アクティブ・リスニング」を使えば、夫婦で問題について深く話し合うことができるでしょう。このテクニックにはいくつかバリエーションがありますが、それらはみな、夫婦のセラピーを手がけるほとんどのカウンセリングの流派から推奨されています。このテクニックを使えば、中断されたり反論されたりすることなく思いのたけを相手に伝え、相手の話に深く耳を傾けることができるようになるでしょう。

会話をしているときには、ほとんどの場合、話し手が話し終える前から、聞き手は話し手にどう答えようかと頭の中で考えているものです。話題が感情的なことだったり意見の対立を招くことだったりする場合には、このことは特に当てはまります。けれどもアクティブ・リスニングでは、聞き手は話し手の話を聞くことに集中し、聞き取ったことを言葉で繰り返して、話し手の感情を確認します。アクティブ・リスニングの練習を積めば、あなたもパートナーも、自分の思いを充分に表現できるようになるだけでなく、自分の意見が相手に汲み取られ、理解されていることがわかるようになるでしょう。それはすばらしい感覚で、二人の絆はいっそう強まります。

本音を伝え合うテクニックと同じように、アクティブ・リスニングでは、相手に思いを伝える機会と相手の話を聞く機会を順番に担当します。ここでもまた最初に、どちらが先に話し手になるかを決めます。この役割は、あとで交代します。

エクササイズ

アクティブ・リスニングを行う

向かい合って座り、目を見つめて、手を握ります。どちらが最初に話し手になり、どちらが聞き手になるかを決めます。このあと次の手順にしたがって、互いの話を積極的に聞き取ります。

1. 話し手が、自分の考えや感情を表明します。短く区切って、そのつど一息入れましょう。たとえば、ティナとスティーヴのアクティブ・リスニングでは、ティナは次のように話すことができます。「出張予定がギリギリまでわからないのは不安だわ。心の準備ができるように、予定がわかり次第、Eメールをくれるか電話するかしてくれたら嬉しい。予定が変わる可能性があるのはわかるけど、変わったらそのときに教えてくれればいいから」

2. 話し手は聞き取ったことの要点について考え、誤解したり、聞き落としたりしたことがないかどうか確認します。聞き手の役割を担っているときには、話し手の話に反応したりコメントしたくなったりすることがあるでしょうが、そうはしないで聞き手に徹することが、このテクニックには欠かせません。たとえば、スティーヴはこんなふうにティナに言うことができます。「きみは、ぼくの出張の日程が決まり次第きみに伝えるようにしてほしいと言っているんだよね。きみの話を正しく理解できているかな？　それとも、何か聞き落としていることがあるかい？」

3. 話し手は聞き手が間違っていたら、それを訂正し、正しかったら、聞き手の理解が正しいと肯定して先に進みます。ティナはこんなふうに言うかもしれません。「ええ、そうよ。わたしに知らせてほしい。それから、あなたの予定はわたしにも影響を与えていることをわかってほしい。先の見通しがどうなるかわからないと、自分の計画が立てられないのよ。わたしは今、一人で家で過ごすことが多いけれど、もしあなたが出張に出かけることがわかっていたら、ほかの計画が立てられるわ。今は、あまり一人でいたくないの。一人になると、どんどん心配になってくるから」

4. 話し手が話を終えたら、聞き手は「そういったことをすべて考えれば、無理もないね」という言葉で始まる意見を表明します。そして、そのあとに、理解を示す文をひとつかふたつ加えて、話し手の気持ちを是認します。たとえばスティーヴはこんなふうに言えるでしょう。「そういったことをすべて考えれば、無理もないね。ぼくが留守にしているあいだの計画が立てられるように、出張予定を早く知りたいというのは。友達に会ったり、ヨガの教室に行ったり、マッサージを受けたりしたいのに、ふつうぼくがギリギリまで予定を伝えないから、予定が立てられず、何も計画できない状態になってしまうんだね」

5. 話し手は聞き手に、話を聞いてもらったことについて感謝します。ただ感謝の言葉を口にするよりもっとすばらしい方法は、ハグも加えることです。

6. 話し手と聞き手はここで交代し、今度は最初に聞き手に回った人が話し手として話を聞いてもらえるように、アクティブ・リスニングの手順を繰り返します。

本音を伝え合うテクニックと同じように、このテクニックもはじめはぎこちなく感じるかもしれませんが、勇気を出して試せば、大きな見返りを手にすることができます。ときには、ペースを落として互いの胸の内を聞き取ることだけで、奇跡が起こることがあります。

あなたとパートナーが二人とも話し手と聞き手の役を終えたら、その経験について振り返ってみましょう。次に示すのは、考慮すべき点の例です。二人で経験を話し合うのもいいアイデアです。

- 話し手になって、話を聞いてもらったとき、どんな感じがしましたか？
- 聞き手になって、どう感じましたか？
- このエクササイズを行った結果、何かが変わったと感じましたか？
- パートナーについて、前にはわからなかったけれど、今では理解できたことがありますか？
- 以前より、パートナーによく理解してもらえたと思えたことがありますか？
- 夫婦でこのエクササイズを行った結果、変わったことは何ですか？

【複数のスキルを組み合わせて夫婦の絆を強める】

本章では、夫婦関係を改善するスキルを単独で紹介してきましたが、ニーズに応じて、それらを組み合わせて使うこともできます。次に紹介するのは、夫アダムとの絆を強めるためにさまざまなスキルを組み合わせたニコールの例です。

アクティブ・リスニングによって夫との絆を取り戻したニコールの体験

不妊治療を受けていたニコールは、夫アダムとの関係が気がかりでした。夫に対する自分の気持ちを確かめるために体験的フォーカシングを行ってみた結果、不妊問題について満足に話し合えないことが、自分と夫を遠ざけている原因であることに思い当たりました。全体的には夫婦の関係は良好でしたが、大事な問題について話し合えないというのは、まるで居間に巨大なゴリラが居座っているのに、二人ともそれを認めまいとしているようなものでした。二人の関係は、どんどん離れていっており、ニコールはひとりぼっちになったように感じて、夫ともっと親密になりたいと願っていました。

ニコールとアダムは、毎日、本音を伝え合うテクニックを実行しました。その結果、二人の心は近づき、不妊問題に関する話題も、以前より頻繁に話し合えるようになりました。ニコールは、夫との絆が深まっていることについて嬉しく思いましたが、不妊に関する質問と改善への要求については、夫は何も語りませんでした。そのため、本音を伝え合うテクニック中に浮上した問題のいくつかについて、さらに注意を払うことが必要だと感じたのです。

ニコールはこうした問題のリストを作成し、アクティブ・リスニングによって、それらと取り組む約束を夫からとりつけ、実行する日時を決めました。次に紹介するのは、ニコールとアダムが最初に行ったアクティブ・リスニングの一部と、最終的に到達した結果の要約です。

ニコール　ほんとうに今、ひとりぼっちになってしまったみたいに感じているの。不妊クリニックには、ほとんどひとりで行ってるし。あなたも赤ちゃんが欲しいと思っているのはわかっているけど、そのための治療を行わなければならないのは、わたしのほうだわ。あなたにわたしの気持ちを伝えるのは怖いのよ。だってあなたは、わたしが泣くのを見るのは嫌だろうし、そうなったら、どうしていいかわからなくなるでしょう？　あなたが「リラックスしなよ、だいじょうぶだから」って言うのを聞くと、疎外されたように感じて、寂しくなるのよ。あなたに不快な思いはさせたくないけれど、でももっと話し合える方法が見つかったらいいと思う。

アダム　（積極的に耳を傾けて、聞いたことをじっくり考えたあと）きみは、不妊に関する気持ちをぼくに伝えるのが怖いって言っているんだよね。治療はずっときみが行っているのに、ぼくにその思いを充分に話すことができないと。そして、ぼくがきみに安心するように言葉をかけると疎外感を感じると。きみが伝えたいことを、ぼくはすべて理解できているかな？　それとも、何か聞き落としたり誤解したりしていることがあるかい？

ニコール　ほとんど正しく理解してくれたわ。だけどわたしは、どれだけ孤独に感じているかということも、あなたにわかってもらいたい。

アダム　そういったことをすべて考えれば、無理もないね。きみがとても孤独に感じているのは。きみは、診察や治療の苦悩をぜんぶ引き受けているのに、ぼくの反応のせいで、自分の気持ちをぼくに伝えるのを躊躇している。それがどんなにきみを孤独にしているのか、よくわかったよ。

ニコールは、自分の経験をさらに詳しく話し、アダムはそれを熟考しました。ニコールが、話したかったことはすべて話したと感じたあと、二人は役割を交代しました。今度はアダムが、妻の苦悩を目のあたりにして無力感にさいなまれ、事態を改善できないことにとても気まずい思いをしていたと打ち明けました。状況がコントロールできているという感覚を抱きたいアダムにとって、不妊の予測不能な側面は不安の種でした。ニコールは夫の気持ちを聞き出すことができ、それについてよく考えることができました。互いを理解することにより、二人の絆は強まったのです。

最終的にニコールとアダムは、それぞれにとって満足のいく計画を導くことができました。ニコールは、自分の話に耳を傾けてもらって、思いを伝えたいという自分のニーズについて説明しました。そして、自分の望みは、彼と思いを共有できるようになることだけだ、と伝えました。一方アダムのほうも、解決策を求められているのではないことがわかって、ほっとしました。感情的な話を長時間するのが苦手なアダムの気持ちを尊重して、二人は不妊問題に関して話し合う時間を制限することにし、それぞれのニーズに関する話し合いをその後も続けることにしました。

ニコールが直面していた問題のなかに、共感できるものがあったでしょうか。不妊に関するものであるかないかにかかわらず、もっと深く掘り下げて話し合いたい思いや問題をあなたも抱えていないでしょうか？　もしそうだとしたら、自覚している問題をメモしておいて、パートナーと日程を決め、アクティブ・リスニングを行ってみましょう。次に紹介するのは、二人で考えるべき、不妊症にまつわる検討事項の例です。

● 検査の結果や治療法などの事実関係について、充分に意志の疎通がとれていますか？

● 不妊問題に関する決断をしなければならないときには、ほとんどの場合、二人の意見が一致しますか？

● 気持ちが楽に表現できますか？　それは、二人ともそうですか？　それとも、どちらかが気持ちを表に出さないようにしていますか？　そうだとしたら、なぜですか？

● 気持ちを表現しているとすれば、相手の反応は喜ばしいものですか？　そうでないとしたら、どう変えてほしいですか？　このことについて、二人で話し合ったことがありますか？

● 不妊問題をどれだけ話題にのぼらせたいかについて、夫婦のあいだで合意が形成されていますか？　もしそうでないとすれば、それぞれどのようにしたいと思っていますか？

● 夫婦以外の人に自分たちの不妊問題を伝えることについて二人で話し合ったことがありますか？　何を伝えるか、誰に伝えるかについて、意見が一致していますか？　一致していないとしたら、どうするかについて、どのように決めますか？

● どれぐらい不妊治療を続けるかについて話し合っていますか？　ほかの選択肢についても話し合っていますか？　もしそうしているとしたら、二人の間で合意が形成されていますか？

● 夫婦のどちらかが相手を責めていませんか？　あるいは自分が相手をがっかりさせていると感じていませんか？

● 不妊治療の節目節目に、儀式やお祝いや、ただ二人で過ごす時間を持つなどといった、何か特別なことをしていますか？　今行っていることは、二人にとって役に立っていますか？

● 不妊にわずらわされる二人の関係を何か楽しい活動によって補ったり深めたりしていますか？

◆エクササイズ◆

アクティブ・リスニングを行う日を決める

パートナーと話し合いたい問題のリストを作成し、アクティブ・リスニングによって、そうした問題と取り組む日時を夫婦で決めましょう。リストには、夫婦いっしょに項目を書き込んでもかまいませんし、それぞれ別のリストを作ってもかまいません。

アクティブ・リスニングを行う日時〔　月　日　時〕

話し合うテーマのリスト〔　〕

【グッド・コミュニケーションの一般原則】

対立しそうな話題を持ち出すことをはばかる夫婦がときおりいます。けれども、夫婦の絆の強さに関して行われた研究では、夫婦間の意見が一致しない分野または対立する分野の数は、夫婦仲がうまくいっているほうが深刻な問題を抱えている夫婦より少ないというわけではないという結果が示されています。仲の良い夫婦とそうでない夫婦の違いは、互いへの接し方と、どれだけ意志の疎通が図られているかという点にありました[21]。次に示すグッド・コミュニケーションの一般原則にしたがえば、たとえ意見が異なったときでも夫婦の関係を親密なものに保つことができるでしょう。

● 相手を敬いましょう。けなしたり、軽蔑したり、責めたり、悪口を言ったりするのは、二人を遠ざけるだけです。

● 何か批判することがある場合には、ポジティブな話から始めましょう。まず、何かポジティブなことを伝えてから、変えてほしいと思っていることを相手に具体的に伝えましょう。変わることは、相手にとっても二人の関係にとっても有益であることを説明しましょう。

● 今、話している問題に集中しましょう。あれもこれもと話を広げたくなるかもしれませんが、それはかえってマイナスです。

● 相手に情報を伝えることを学び、聞き取ることを学びましょう。伝えることと聞き取ることのバランスをとりましょう。

● ただちに問題が解決すると期待するのはよしましょう。物事には先の見えないことや、簡単には直らないことがあります。それでも互いに意志を疎通させていれば、喜びも悲しみも共に経験することにより、心を寄り添わせることができるでしょう。

● 自分のニーズを相手に伝えましょう。夫婦なら互いの心が読み取れるはずだと思っている人がいますが、そうとは限りません。自分が何を求めているかを伝えることに責任を持ちましょう。

互いへの愛情と関心を示そうと努力しているにもかかわらず、ポイントがずれている夫婦も少なくありません。相手は自分の心が読み取れるはずだと思い込む傾向が、相手を傷つけたり怒らせたりしている場合もあります。これを是正する方法のひとつが、自分はどんなときに愛されていると感じるかについてリストをそれぞれ作成することです。

エクササイズ

「愛されていると感じるとき」リストを作成する

一人で静かに座り、愛されていると感じるときを、10個リストアップしましょう。リストは具体的なものにしましょう。たとえば「わたしに関心を示してくれると、愛されていると感じる」という表現には混乱と誤解を招く余地があります。「本音を伝え合うテクニックをしようと誘ってくれるとき、わたしを気遣ってくれていると感じる」とか「なにげなくキスしてくれるときが嬉しい」といったように表現すれば、ご主人は、あなたを幸せにできる情報が手にできます。自分が愛されていると感じる行為を相手に伝えることは、とてもいいことです。

自分が愛されていると感じるときを10個リストアップして、ノートに記入しましょう。

ご主人もリストを作成しおわったら、互いに見せ合いましょう。

あなたが作成したリストの項目をご主人が実際に実行してくれたら、それを認めて、感謝しましょう。ご主人も同じようにしましょう。リストには、時間が経つにつれて項目を追加していくといいでしょう。しょっちゅう思い出せるように、リストを冷蔵庫に貼っておく夫婦もいます。

✣夫婦の性生活を改善する

不妊症または不妊症の疑いは、夫婦の性生活にも影響を与えます。これは、寝室で妊娠しようと試みているときにも、不妊専門クリニックの力を借りて妊娠しようとしているときにも、あてはまることです。とはいえ、問題があるという事実を認めて二人で話し合えば、結婚生活のこの重要な局面が損なわれるのを防ぐことができます。二人の性生活はしばらくのあいだ少し違ったものになるかもしれませんが、長期的に見れば、以前よりずっとすばらしいものになる可能性があります。

問題は、不妊問題があると、性生活が妊娠という目的にがんじがらめにされてしまうことです。自然に湧きあがる情熱はどこかへ追いやられ、セックスは排卵のタイミングに合わせた義務的な行為あるいは要求になってしまいます。妊娠の成功が医師や培養技師の手にかかっている場合には、セックスは、愛の営みでは赤ちゃんを手にできないという事実を思い出させる行為になってしまうかもしれません。何度も治療を受けてきている人は、自分のからだに対する感情が一時的に悪化し、性的欲望を抱くのもむずかしくなっていることがあるでしょう。それでも、夫婦の性生活を楽しく実り多いものにする方法はあります。ヒントをいくつか紹介しましょう。

意志の疎通をはかる。夫婦の性生活についてどう感じているか、どんなふうに変わってきたと感じているか、改善できるかもしれないことはあるか、などといったことについて率直に夫婦で話し合いましょう。

冒険する。この時期こそ、以前からやってきた「いつもの」テクニックを変えてみるべきときです。さまざまなテクニックにオープンになりましょう。二人で妄想をたくましくし、どんどん冒険してみましょう。

受け容れる。しばらくの間は、以前どおりにいかないこともあるという事実を受け容れましょう。でもこの時期は、二人の絆をいっそう強めるチャンスでもあることを知ってください。

肯定する。不妊は女性の女らしさを弱めるものでも、男性の男らしさを減じるものでもありませんが、そのように感じられることがよくあります。自分とご主人を支えましょう。脳は主要な生殖器官であるという事実を思い出してください。

抱きしめる。セックスをしていないときにも、互いのからだを抱きしめて、寄り添いましょう。ただ抱きあっているだけでも、すばらしい思いに包まれ、二人の結びつきは強まります。

つきつめて言えば、あなたがた夫婦にとって、二人の子どもが欲しいという気持ちは、すでに二人で築いた絆があるから生まれたものです。今現在、あなた方二人は、ともに問題に直面していま す。しかし、わたしたちのほとんどが抱きがちな考えに反し、不妊にみまわれているこの時期に生じる傷つきやすい感情を二人で分かち合うことは、実際には、より深い親密さと絆を築くチャンスなのです。**不妊問題にまつわる喜びや悲しみの経験を分かち合い、自分の気持ちやニーズを相手に伝え共有する新たな方法を身に付けることは、現在そして将来にわたって、想像もしなかったほど二人を近づけることになるでしょう。**

本章のキーポイント

- 不妊症のストレスは、夫婦の関係を変えてしまうことがあります。
- 二人の関係をすべての面で見直し、ポジティブな面を強調すると、夫婦関係の向上に役立ちます。
- 不妊治療を行っているあいだ、強い感情の出所はつかみどころがないことがあります。
- 体験的フォーカシング、ピロートーク、経絡タッピングを行って、強い感情が何であるか理解し、心のバランスを整えましょう。
- パートナーと話し合い、自分の思いを伝えましょう。本音を伝え合うテクニックとアクティブ・リスニングは、そのための有効なテクニックです。
- パートナーと身体的に近い関係が保てれば、精神的にも近い関係が保てます。

第７章

決断のとき

どのような結果になるにせよ、不妊との闘いもついには終わりを迎えます。自分たちの力で、または生殖補助医療の力を借りて妊娠する人もいるでしょうし、養子縁組を決断したり、子どものいない人生を選択したりする人もいるでしょう。どのような決断をくだすにせよ、それまで行ってきたことすべてを――あらゆる希望と夢と苦闘とともに――手放し、その結果を――あらゆる満足感と喜びの可能性とともに――受け容れる必要があります。

妊娠しようと努力しているのに、なかなかそれが果たせないときには、集中力と献身と決意が求められます。がっかりさせられたあとに、ふたたび挑戦することを選ぶたび、あなたは、自分の人生に赤ちゃんがやってくることの重要性を認識することになります。そして、感情、身体、社会、経済すべての面における財産をさらに注ぎこんでいきます。なぜならあなたは、自分の血を分けた赤ちゃんという黄金の指輪を心の底から望んでいるから。たとえこの指輪を手にして妊娠していることが判明したときでさえ、親になる準備が始められると安心できるには、しばらくかかることでしょう。そしてもし妊娠がかなわず、自分の血を分けた赤ちゃんを手にする夢はあきらめて何か違うことを選択する場合には、新たに抱く夢にすぐに慣れることができるとは限りません。

この章では、可能性のある結果それぞれに適応するなかで出会う問題について、あなたの理解を促します。治療を続けるべきか、あきらめて先に進むべきか迷っている場合に、選択肢の検討に使えるツールもいくつか紹介します。「コントロール力を身に付ける」セクションでは、本書で紹介したすべてのマインド・ボディ・テクニックを見直し、人生のあるステージから次のステージに進むあなたにとって、これらのテクニックがどう役に立つか説明します。

不妊問題と取り組んだあとの妊娠

不妊症あるいはその疑いで悩んだあとの妊娠は、とりわけ喜びに満ちています。すべての人が望んでいるのが、この結果。とびぬけてダントツの選択肢です。けれど意外にも、不妊だったときに経験した影響は、妊娠できたあとも尾を引きます。このことを認識すれば、そうした問題に、よりよく対処できるようになるでしょう。

不妊症と取り組んだあとの妊娠に適応する際には、いわば、立場を変えることが伴います。以前あなたは、妊娠している女性を見たときに、不妊に悩む自分の苦労は理解できないだろうと思ったかもしれません。もしかしたら、そうした人に腹を立てたり、幸運をねたんだりしたこともあったかもしれませんし、避けようとさえしていたかもしれません。さて今度はあなたが妊娠した今、あなたは幸せな女性の一人になったわけですが、それでも妊娠しているほかの女性たちとはちょっと違うような気がするかもしれません。というのも、あなたの妊娠は努力しなければ得られないものだったからです。おそらくあなたには、つい先ごろまでのあなたと同じように、妊娠しようと努力している友人がいることでしょう。今やあなたは反対側の陣営の人になってしまったのですから、そうした友人たちはもうあなたに親しみを抱いてくれないのではないかと心配になるかもしれません。反対に、あなたには不妊症と苦闘しているときに避けていた旧友がいて、どうやってまた親しくなったらいいだろうかと、首をひねっているところかもしれません。つまりあなたは今、新たな人付き合いという現実に適応しなければならないわけです。

妊娠するまでがたいへんだった人は、妊娠を継続することに不安になっているかもしれません。心配すべき医学的原因があるわけではなくても、ついに自分が望んだとおりのことが起きたのは、少し非現実的で不可能なことのように感じられるからです。それまで、希望を抱いては落胆するということを幾度となく繰り返してきたために、自分の幸運も自分のからだも簡単には信じられなくなっているのです。産科にかかって、妊娠している女性の一人になるのも奇妙な気がするかもしれません。また、頻繁なモニタリングは必要ないのに、そうされていないことが不安になったり、妊娠中の検査に過敏になったりするかもしれません。妊娠を他の人に伝えて祝ってもらうには、こうした問題と折り合いがつくまで待ったほうがいい人もいるでしょう。

次のエクササイズは、親になる女性として自分を再認識するのに役立つテクニックです。

エクササイズ

マインドフルネスを使って親になる自分に切り替わる

邪魔の入らない静かな場所を探しましょう。マインドフルな呼吸を行い、心とからだがやわらぎ、リラックスできるようにしましょう。心を開いて自分の経験を受け容れましょう。

自分が妊娠しているイメージを思い浮かべます。そのときからだに生じる大きな変化や目立たない変化に気づきましょう。あなたの体内で育っている赤ちゃんについてどう感じるか意識してください。

深く呼吸をして、抱えているあらゆる感情が浮かんでは消えていくのに任せましょう――怖れ、喜び、感謝、怒り、悲しみ、楽しみ……。妊娠がさまざまな段階を経て、ついに赤ちゃんの誕生という段階に至るさまを思い浮かべましょう。出産のときには誰がいますか？　浮かんでくる感情に気づきましょう。

親になった自分のイメージを思い浮かべます。最初に浮かんでくることに気づきましょう。親になった自分について考えると、何が見えますか？　充分に時間をとり、自分の経験を感じ取りましょう。赤ちゃんは何をして、あなたはそれにどう反応しますか？　赤ちゃんと遊びましょう。赤ちゃんを抱きましょう。赤ちゃんに物事を教え、愛情を注ぎましょう。赤ちゃんが眠りに落ち、また目を覚ます姿を見つめましょう。

子育ての何を楽しみ、何に幸せを感じるか気づいてください。いったん親になったら、あなたは一生親であり続けることに気づきましょう。

深呼吸を続け、親になった自分を想像しましょう。そうするたびにあなたは、お腹の中で育っている赤ちゃんがもたらしてくれる新しいあなたの姿になじんでいくことでしょう。


妊娠が進んでいくにつれ、あなたはいっそう自分に自信が持てるようになり、妊娠している自分にしっくりくるようになるでしょう。不妊との闘いの記憶は、あなたの人生が親になることへの喜びに満たされていくにつれて徐々に消えていくはずです。

自分と血のつながった赤ちゃんをあきらめて前に進む

自分と血のつながった赤ちゃんを持つ夢を手放すのは、ほんとうにつらいことです。生殖技術が急速に進む今日では、数年前には存在しなかった治療の選択肢が手にできることも少なくありません。それぞれの選択肢には、潜在的なプラス面とマイナス面があります。これは医学的な介入手段だけでなく、代替医療についてさえ当てはまります。どこまで治療を続けるか、どこまで費用を注ぎこむべきか、自分でもよくわからない場合があるでしょう。治療がうまくいっていないように思えるときには、いつあきらめて先に進むべきか迷うことでしょう。そんなときには、次の点について考えてみてください。

コストを考慮する。 現在かかっているコストと、自分の感情的、身体的、経済的余裕とを比較してみましょう。たとえばあなたは、体外受精を8回までトライしようと決めたり、精子や卵子の提供を受けたり、医学的・制度的に可能なら代理出産を頼もうと決意するかもしれません。一方、お金とエネルギーをこれ以上治療に使うのはやめて、養子縁組に振り向けることを選ぶ人もいるでしょうし、目先を変えて、少なくともしばらくの間、赤ちゃんを作る試みを休むという選択をする人もいるでしょう。かかっている医師やクリニックから、こうした選択肢について何らかの指針が得られるでしょうが、選択肢の多くは非常に個人的な問題がからみ、常に明快であるとは限りません。答えを見つけるにはパートナーと一緒によく考えることが必要です。

理由を再考する。 子どもを作ろうと思った動機はなんでしたか？　現在の観点から、その理由の重要度を評価してみましょう。もしかしたらあなたは、自分の遺伝子を次世代に引き継ぐことを強く望んでいたのかもしれませんし、妊娠と出産を経験したかったのかもしれません。そうだとしたら、それがかなわない以上、あなたにとっては子どものいない人生を選ぶことが次善策かもしれません。一方、あなたにとってもっとも重要なことは子育ての経験だとすれば、養子縁組に向かって踏み出す心の準備が整ったと言えるかもしれません。

潜在的な将来の姿を想像する。 血のつながった赤ちゃんを持とうと努力してきたあなたには、幸せになる唯一の方法はそれしかないと思えるかもしれません。けれども、あなたが想像していたのは自分と赤ちゃんが一緒にいる姿で、学齢期の子どもや思春期の子どもと一緒にいる姿ではなかったかもしれません。他の選択肢を選んだときや、家族の他の発展段階で得られる幸せについて想像してみましょう。

エクササイズ

なぜ親になりたいのか？

なぜ親になりたいと思っているのか考えてみましょう。理由をリストアップしてください。正しい理由や間違った理由というものはありませんし、良い理由、悪い理由もありません。このエクササイズは、あなたの心の声に耳を傾けるためのものです。

子づくりを始めたときに重要だった理由の一部は、今では変わっているかもしれません。今の思いに耳を傾けましょう。

✣ 次にとるべき道を決定する

もしあなたが今、次にとるべき道を模索している最中だとしたら、現在の厳しい状況から一歩下がって、今までやってきたことをふりかえると、選択肢を評価しやすくなります。子づくりを決めてから現在までの経験を記載したタイムラインを作成すると、全体像が見えてくるでしょう。

エクササイズ

不妊のタイムラインを作成する

大きな紙に線を一本引きます。この線は妊娠しようと試みてきた期間を表します。線の端に、子づくりを試み始めたおおよその日付を記入してください。もう一方の端には今日の日付を入れます。次に、不妊との取り組みの中で生じた主な出来事を書き込んでいきましょう。自力で子づくりを試みていた期間、不安、不妊治療クリニックに行くと決めたとき、検査、治療、主な決断、そして結果など、あなたが経験した不妊にまつわるあらゆる出来事を記入してください。

次に、このタイムラインを見て、現在の立ち位置について考えてみましょう。これまでの経験の中でもっとも強く感じた思いや考えは何ですか？　これからどうしたいか、あなたにはわかっていますか？　タイムラインを見たときに、あなたにとって、重大だと思われる出来事は何ですか？　こうしたことへの答えを、ノートに書き入れましょう。
最初から現時点までの不妊との取り組みを見直せば、これから先へ進むための選択肢がよりよく検討できるようになるでしょう。

これまでの努力を手放して先に進むかどうかを決めるのは、あなた次第です。もし実際にそうすると決めた場合には、自分の血を分けた子どもを持つ夢が失われたことを悲しむ機会が必要になるでしょう。けれども、第一の目的が親になることなら、まだ選択肢は残されています。

エクササイズ

選択肢の長所と短所を考える

あらゆる選択肢およびその長所と短所を含め、将来起こりうることを考えてみましょう。そのために、今考えている選択肢をリストアップしてノートに書き込んでください。リストには、これから治療を続ける場合に得られる選択肢も含めましょう。また、養子縁組や子どもを持たないという選択肢についても検討している場合は、それらもリストに入れましょう。

それぞれの選択肢の横には、長所と短所を書き込んでください。それぞれの選択肢があなたの持つ資源――感情、身体、経済、夫婦関係――に与えるインパクトを考えてみましょう。もし治療をあきらめたら、日々の暮らしや人生がどのように変わるかについても考えましょう。自分にとって現在もっとも重要なのは何かと自問してみましょう。

あなたとパートナーそれぞれがリストを作成し、次のステップを決定するときに見せ合いましょう。もしそれぞれの優先事項が異なる場合には、第6章で学んだスキルを使って、調和と相手への敬意に満ちたやり方で合意を導き、結果を前に進めましょう。

✣ 治療をやめる決断

医師から希望がまだ残っていると言われ、妊娠の経験をすることがあなたにとってとても重要だった場合には、治療をやめる決定を下すのは、非常にむずかしいことでしょう。次に紹介するのは、本章で紹介したエクササイズの力を借りて決断を下したある夫婦の実例です。この夫婦のタイムライン、選択肢の見直し、そして最終判断はあなたの場合に似ているかもしれませんし、まったく違うかもしれません。でも、似ているかいないかは重要ではないのです。あなたには、あなた独自のストーリーがあるのですから。とはいえ、この夫婦、ミーガンとロブがどのように結論を導き出したかを知れば、新たなヒントが得られるかもしれません。

養子縁組を選んだミーガンとロブの体験

私がセラピーを手がけた夫婦、ミーガンとロブは、不妊に悩み、治療をいつやめるべきか決断できないでいました。ミーガンが不妊治療を始めたのは3年前。新しい治療や異なった治療が提供されるたびに、それを受けてきました。最初の不妊治療専門医から自分の卵子で妊娠するのはほぼ無理だと告げられると、彼女は卵子提供を使った不妊治療に進みました。こうした卵子を使って2回妊娠できたものの、結局2回とも流産に終わっていました。

違う医師や別のプロトコールを試せば状況が変わるかもしれないと考えたミーガンは、長旅をして、新しいアプローチと新たな希望を提供してくれるクリニックに出かけました。しかし今度も妊娠はできたものの、また流産してしまいました。ミーガンはひどく落ち込み、一日中泣き続けて、職場に行ってもほとんど仕事ができない状態に陥りました。

ロブは妻を元気づけようとしましたが、ミーガンは、自分がどれほど打ちのめされているかを夫が理解していないと感じ、かえって孤独感と絶望感を味わうことになりました。新たな不妊専門医は、別のプロトコールを使ってもう1周期体外受精を試してみることを勧めました。医師は、このプロトコールがミーガンによりよい妊娠のチャンスを与えるだろうと考えていましたが、ここに至ってミーガンは、さらに治療を続けるべきかどうか躊躇しました。疲れはて、ひどく落ち込んでいたからです。

自分たちは次に何をすべきかを知るために、ミーガンとロブは不妊との取り組みにまつわるすべての出来事を書き込んだタイムラインを作成しました。大きな紙を用意して長い線を引き、不妊と取り組む道のりでとってきた重要なステップを書き込んでいく中で、そのときどきのことが思い起こされてきました。毎月落胆させられるたびに不安になったこと。かかりつけの産科婦人科医から不妊専門医にかかって検査をするように勧められたときのこと。初期の検査のあと、人工授精を行ったこと。不妊治療薬でミーガンがうつ状態に陥ったこと。注射、果てしなく続くクリニック通い、そして各体外受精のあと不安におののきながら待ち続けた結果……。悲しいことに、二人が思い出したのは、あらゆる落胆の経験、そして、そのたびごとに気を取り直して、ふたたび治療に挑戦したことでした。心の底から赤ちゃんが欲しいと思っていたし、まだ希望があったからです。

タイムラインの作成作業を進めるうちに、二人は、もしまだ治療を続けたいなら、その可能性は残っていることに気づきました。医師は、やってみるだけの価値はあると言っていました。それまで多大な投資を行ってきた二人は、あきらめたくはありませんでした。もしかしたら、次の体外受精周期こそ、ついに成功して夢がかなうかもしれない。二人はそう思いました。でもその一方で、二人は疲れはてていました。長く続く不妊治療と何回にもおよぶ流産の経験は、とてつもない負担になっていたのです。二人は、ここでいったん歩みをとめ、さまざまな選択肢のコストと潜在的なメリットを評価してみることにしました。

選択肢を書き出し、それぞれについてどう感じるかを考えることは、現在の状況をより客観的に見るのに役立ちました。次に示すのは、ミーガンとロブが作成したリストです。それには、それぞれの選択肢とともに、長所と短所についても書き込まれていました。

1．**卵子提供を使ってもう一度体外受精を行う**

長所――これを行えば、やれるべきことはすべてやった、という気持ちになれるだろう。うまくいく可能性もある。もしそうなったら、わたしたちがやってきたすべてのことは無駄ではなかったことになる。わたしの卵子が使えないのは悲しいけれど、この手段は夫の遺伝子を持つ赤ちゃんが持てるチャンスだ。

短所――たぶんまた落胆させられることになると思う。これ以上の流産やホルモンの激変に耐えられるかどうかわからない。この治療にかける時間とお金と感情的なエネルギーのせいで、旅行を楽しんだりキャリアを積んだりといった他の目標が遠ざかってしまう。それに、もし養子縁組をしようと決めたときに、それがむずかしくなる経済状況に陥るのではないかと心配だ。ストレスを抱え込むことやクリニック通いには、ほとほとうんざりしている。

2．**代理出産**

長所――成功すれば、ロブの遺伝子を持つ赤ちゃんが得られる。

短所――あまりにも高額なので、経済的に困窮してしまう可能性がある。

3．**治療をやめて先に進む**

長所――これ以上不妊と戦うのをやめて、親になれる手段がとれる。

長所――わたしたち夫婦は、自分たちの遺伝子を次の世代に手渡すことについては、あまりこだわっていないけれど、親の経験はぜひともしたいと願っている。治療を今やめれば、まだ若いうちに、養子縁組の道に進むことができる。それだけではなく、以前からずっと話し合っていた休暇をとって、自分自身と夫婦関係を再生させることもできる。わたしは自分のからだが取り戻せるし、わたしたち夫婦は暮らしが取り戻せる。

短所――これほど切実に願っていたことを手放すのは、ほんとうにむずかしい。治療さえ続けていれば、たとえどんなに小さくても希望が持てる。

4．養子縁組

長所――確実に親になれる。子どもたちと楽しみ、愛情を分かち合うことができる。子どもは夫にも自分にも血のつながりはないので、わたしたちは子どもに対して同等の関係を築くことができる。

短所――夫婦両方とも、子どもとの血のつながりがなくなってしまう。それはわたしたちが望んでいたことではなく、血を分けた子どもが持てないことを悲しむことになるだろう。

じっくり考えてみた結果、ミーガンとロブは、自分たちの目標や優先順位が過去3年間のうちに変わって来たことに気がつきました。二人の友人の多くには今では子どもがいます。そうした夫婦たちにとって、おむつの取り換えや泣き叫ぶ赤ちゃんといった現実は、以前想像していたより魅力的には見えなかったものの、子どもたちがもう少し成長してからは、子どもがいる暮らしをほんとうに楽しんでいました。ミーガンの法律関係のキャリアは不妊治療のあいだ停滞しており、同僚たちがキャリアを積んでいくのを見て、もっと仕事にエネルギーを注ぎたいと焦っていました。新しい家の購入も延期していて、ずっと夢見ていたハワイ旅行も果たしていませんでした。二人とももうそれほど若くはなく、親になったらできなくなることを楽しむ最後のチャンスが今であることもわかっていました。こうして自分たちの現在のニーズと優先順位を見きわめたミーガンとロブは、決断を下す心の準備が整いました。

二人の決断は、治療を断念し、調整する時間をとってから、養子縁組をするというものでした。二人はそれまで我慢していたハワイ旅行に出かけ、新しい家も購入しました。ミーガンは法律関係の仕事にもっと多くのエネルギーを費やすようになりました。そして今や二人には、愛してやまない美しい養女がいます。不妊ジェットコースターに乗っていた年月が残した悲しみが何であれ――そして最初に願った方法で家族を築くことができなかった悲しみがあるとはいえ――そうしたものは、現在手にしている家族の喜びにかき消されてしまっています。治療と不確実性の真っただ中にいたときには、これほどの幸せが可能になるとは、夢にも思っていませんでした。

【養子縁組を選ぶ】

養子を迎えることを決断した場合には、これから親として育てることになる子どもに心が開けるようにするため、しばらく時間をとって、自分と血のつながった子どもを持つ希望をあきらめた事実に向き合い、きちんと悲しむ必要があります。さらに、養子縁組の手続きをどのように進めるかについて、決めておかなければなりません（訳注／日本では、普通養子縁組に加えて、6歳未満の子どもを養子にとる特別養子縁組があります。後者の場合、法律上の親は実親ではなく養親になります。また、事情があって子どもを育てられない母親から生まれたばかりの赤ちゃんを引き取る制度もあります。その場合には、一般社団法人やNPOなどが運営している施設への事前登録が必要です。巻末の資料を参照してください)。

治療を断念して養子縁組を決断したミーガンとロブは、こうした決断を下した多くの夫婦と同じように、血のつながった子どもを持つ夢をあきらめたことを悲しく思いましたが、その一方で、解放された気分にもなりました。

ミーガンとロブがわたしに伝えたように、養子縁組を行うことを決断した場合、考えなければならないことは、もはや親になれるかどうかという点ではありません。そうではなくて、いつ、どのようにして親になるのか、そしてどんな子どもを迎え入れるか、ということが焦点になります。

【子どものいない人生を選ぶ】

選択できる不妊治療がもはやなくなったとき、またはもう治療を続けたくないと決断したとき、養子縁組もしないことを選択する夫婦もいます。セアラとアダムは、そんな夫婦でした。

子どものいない人生を選んだセアラとアダムの体験

セアラとアダムは、付き合いはじめた当初から、子どもができて親になる日を夢見ていました。二人は生まれてくる子どもの姿を想像して楽しみ、きっと二人の性格の良いところを併せ持った子どもができるだろうと期待していました。不妊問題があると言われたときには、この夢がかなわないのではないかと不安になりました。そして赤ちゃんを手にするためのあらゆることを試したのですが、ついに、治療の選択肢が尽きてしまいました。残された選択肢は、養子縁組か、子どものいない人生でした。

セアラとアダムは、自分たちの優先順位と選択肢を熟考しました。養子の親になる姿を想像して、自分たちの心の声に耳を傾けました。そして真剣に考え、話し合った末、養子縁組には興味がないとわかりました。二人の赤ちゃんは欲しかったものの、血のつながらない子どもの親になることは気が進まなかったのです。セアラとアダムは自分たちのことがよくわかっており、賢明にも、自分たちの意向を大事にしたのでした。

セアラとアダムは、自分たちの生活を再評価しました。二人とも、かなり頻繁な出張を伴う、やりがいのある刺激的な仕事についていました。夫婦関係も良好で、二人で時間を過ごすことを楽しんでいました。「二人だけの家族に留まることを決めました」とわたしに伝えてきたとき、セアラは、妊娠を報告してくる他の女性たちとほとんど同じくらい幸福に見えました。不妊問題をもっとも良いやり方で解決し、自分の苦痛はもはや終わったと、ほっとしていたからです。結果を受け容れたセアラは、想像していた人生ではないものの、意味があり幸福な人生が待っていると考えることができました。

夫婦によっては、セアラとアダムのように、新たな夢を見つけて、それまでとは異なる方向に人生の舵を切ることが最善の策である場合があります。とはいえ、それは簡単に下せる決定ではありませんし、誰もがセアラのように受け容れられるとも限らないでしょう。子どものいない人生を選ぶことを考えている方は、望んだのに現実にならなかったことを悲しむ時間をとる必要があります。そのあとで将来に目を向けましょう。妊娠しようとしていた期間に脇へどけていた興味や目標をふたたび取り上げましょう。キャリアを積むことに専念する人もいるでしょうし、趣味や旅行を楽しんだり、退職後に優雅な生活を送るために貯蓄に励んだりする人もいるでしょう。子どもをつくるための苦闘から解放されて、夫婦関係に新たな喜びが見出せるかもしれません。

家族をつくろうと夢中になっているときには、子どものない人生に幸せが見出せるなどということは不可能に思えるかもしれません。けれども、多くの夫婦がそうではないと証明しています。**新しい可能性に心を開けば、豊かな人生を送る道はひとつではないことがわかるでしょう。**

移行のとき……

もしあなたが今、これから親になろうとしているか、または子どものいない生活に進もうとしているかの過渡期にさしかかっているなら、今はまた、これまでどのような道をどうやってたどって来たのかを振り返るときでもあります。人生にはときどき、山を登っているように感じられるときがあります。けれども、わたしたちは頂点ばかりを見て、どれほど努力してきたかを見逃がしてしまいがちです。たとえ物事が思ったとおりに運ばなかったとしても、あなたは、自分がやりたいことに向かって努力を重ね、前進してきたのです。過去の出来事を手放せば、将来はより広く、より受け容れやすくなるでしょう。

コントロール力を身に付ける――マインドフルに生きる

手にした結果がどのようなものであったとしても、本章で紹介したあらゆるマインド・ボディ・テクニックは、これからのあなたの人生を豊かにしてくれるでしょう。マインドフルネス、ジャーナリング、イメージ法、思考と感情に働きかける認知行動療法などはみな、一生使うことのできるテクニックです。どのように使おうが、どんな状況で使おうが、それらはあなたを、より豊かな人生へといざなってくれるはずです。次に、本書であなたが学んだスキルを簡単にまとめます。

腹式呼吸。深く息を吸いこみ、肺を空気でいっぱいにします。息を吸いこむときに、お腹を少しふくらませます。たったひとつのこの簡単なテクニックを使うだけで、あなたはリラクセーションの境地に入ることができます。（第1章）

イメージ法。安全な場所にいる自分をイメージして、ストレスを軽減し、感情のバランスを整えます。どっしりと安定した気持ちでいたいときや、大きな観点から物事を見たいときには、山のように強く確固としている自分を想像しましょう。（第1章）

認知行動療法。自分の思考に働きかけるテクニックです。自分の思考の癖に気づいて、現実的な楽

観的思考を築きます。（第2章）

マインドフルネス。マインドフルネスは、ある態度をとることでもあり、実践を行うことでもあります。今この瞬間に意識を集中させ、呼吸のやり方を意識して、瞑想を行います。マインドフルな行動は、どんなときでも、どんなことについても行うことができます。たとえばウォーキング、食事、皿洗い、子どもの世話など、あらゆることをマインドフルに行うことができます。（第2章と第4章）

集中型の瞑想。何かひとつのことに集中して行う瞑想です。意識を集中させる対象には、喜びと心の平安をもたらしてくれるものを選びましょう。呼吸でも、言葉でも、感情、あるいは物体でもかまいません。選択肢は多岐にわたります。（第4章）

ジャーナリング。考えや感情や記憶を書きつけることは、より健康で幸せになれる手段です。ジャーナリングを行う方法はさまざまです。感情を解き放ち、考えを整理し、創造的な表現の場にし、感謝の心を思い出すためのものにすることもできます。何を選ぶかはあなた次第です。自分のやりたい方法でジャーナリングを行いましょう。（第3章）

からだとつながり、からだをいたわる。ボディースキャンのテクニックを使って自分のからだに耳を傾ければ、緊張を解き放つとともに、自分のからだに注意を払うことができます。漸進的筋弛緩法

と自律訓練法を使えば、リラックスして、心身のバランスを整えることができます。（第5章）

夫婦関係を改善する。 自分のニーズを知り、自分の感情を解放して穏やかになり、効果的な意志の疎通を図れば、心を通わせる喜びを手にすることができます。本音を伝え合うテクニック、アクティブ・リスニング、「ぷんぷん・しくしく・びくびく・るんるん」といったテクニックや、からだを寄り添わせることは、パートナーとの絆を強めるのに役立ちます。（第6章）

自分をいたわる。 体験的フォーカシング、ピロートーク、経絡タッピングを行えば、自分とつながり、強い感情を手放し、苦痛をやわらげることができます。（第6章）

本章のキーポイント

人生は旅路です。わたしたちは常に結果を予測したりコントロールしたりできるとはかぎりませんが、目の前に現れる道を大事にしたり受け容れたりすることはできます。本書で学んだマインド・ボディ・テクニックを将来も実践し続けていただき、人生がどう展開しようとも、それらがあなたに強さ、理解、心の平安、喜びをもたらしてくれるよう切に願っています。

資料

役に立つウェブサイト

《不妊症関連》

●http://www.jsog.or.jp/　日本産科婦人科学会のサイト。日本における不妊治療数、年齢別治療成績のデータは、http://plaza.umin.ac.jp/~jsog-art/data.htm、「生殖補助医療における多胎妊娠防止に関する見解」はhttp://www.jsog.or.jp/ethic/H20_4_tatainnshin.htmlを参照。

●http://www.jsrm.or.jp/public/index.html　日本生殖医学会のサイト。一般向けの「不妊Q＆A」がある。

●http://www.jsinfc.com/　日本不妊カウンセリング学会のサイト。「情報コーナー」に不妊症の専門用語解説集がある。

●http://www.repro-psycho.org/　日本生殖医療心理カウンセリング学会のサイト。本書の監修者久保春海氏が初代会長を務め、現在名誉理事長を担っている。

●http://www.art-counseling.com/　名古屋大学大学院環境学研究科社会環境学専攻　博士後期課程在学中の竹重幸氏が運営している「不妊カウンセリング研究」のサイト。不妊に悩まれている方の希望になることを目的に、本書の内容とも重なることの多い有意義な情報を発信している。当事者のアンケートも募集中。

●http://j-fine.jp/　現在・過去・未来の不妊体験者を支援する会「Fine（ファイン）」のサイト。不妊患者さんにとって役に立つ情報満載。

●http://www.barbarablitzer.com　本書の著者のサイト。不妊症とマインド・ボディのコーチングとカウンセリングをTeleconferenceとSkypeで行っている。（英語のみ）

●http://www.resolve.org　不妊に悩む人たちをサポートするボランティア組織、リゾルブ（全米不妊協会、RESOLVE: The National Infertility Association）のサイト。（英語のみ）

●http://www.asrm.org　全米生殖医学会（ASRM: American Society for Reproductive Medicine）のサイト。ＡＳＲＭ（訳注／アスラムと発音します）は不妊症治療にかかわる世界有数の学際的団体で、専門家と一般の双方に情報を提供している。（英語のみ）

●http://www.cdc.gov/art/　全米疾病管理センター（Centers for Disease Control and Prevention）のサイト。不妊治療専門クリニックごとの妊娠成功率が掲載されている。（英語のみ）

《養子縁組・里親制度》

養子縁組で引き取る子どもを探すには、児童相談所からの紹介と民間団体からの紹介があり、それぞれ条件が異なります。詳しくはお住まいの地域の児童相談所や個々のＮＰＯ法人などに問い合わせてください。

●http://www.adoption.or.jp/index.html　一般社団法人全国養子縁組団体協議会（ＪＡＡＡ）のサイト。子どもの福祉のために養子縁組の支援を行う民間団体の連絡・協議を行っている。「お子さんを育てたい方へ」のページに、里親制度および養子縁組制度の説明がある。

●http://www.wa-no-kai.jp/index.html　予期しない妊娠で悩む女性と生まれてくる赤ちゃんを救済し、特別養子縁組を斡旋している特定非営利活動法人「環の会」のサイト。

《認知行動療法、マインドフルネス、ストレス軽減》

●http://jact.umin.jp/introduction.shtml　日本認知療法学会（ＪＡＣＴ）のサイト。一般向けのさまざまな情報も掲載。

●http://humanwellness-institute.org/　マインドフルネスの普及・啓発を行っているヒューマンウェルネス インスティテュートのサイト。映像ライブラリーで、国立精神・神経医療研究センター認知行動療法センター所長、大野裕医師による効果の説明と、マインドフルネス・ウォームアップのやり方が閲覧できる。

●http://mindfulness.jp.net/　日本マインドフルネス学会（ＪＡＭ）のサイト。

●http://www.jatft.org/　経絡タッピングのひとつである思考場療法をわかりやすく紹介している日本ＴＦＴ協会のサイト。ストレスケアの手順が閲覧できる。

●https://focusing.jp/　日本フォーカシング協会のサイト。参考図書も紹介。

参考図書

『マインドフルの奇跡――今ここにほほえむ（からだの冒険こころの冒険）』ティク・ナット・ハン著、ウェッブ・オブ・ライフ訳、壮神社、１９９５年

『自分を見つめ直すための１０８のヒント』ジョン・カバットジン著、飯泉恵美子訳、早川書房、２００８年

『自分でできる　こころのセルフ診療室（こころのワークブック・シリーズ）』マーサ・デービス、マシュー・マッケイ、エリザベス・エシェルマン著、河野友信監修、高橋宏訳、創元社、１９９９年

『フォーカシングはみんなのもの——コミュニティが元気になる31の方法』村山正治監修、日笠摩子・堀尾直美・小坂淑子・高瀬健一編著、創元社、2013年

引用および参考文献

[1] Al-Hasani, S., and Khaled Zohni. 2008. The overlooked role of obesity in infertility. *Journal of Family and Reproductive Health* 2 (3): 115–122.

[2] American Psychiatric Association. 2000. *Diagnostic and Statistical Manual of Mental Disorders*. 4th ed. Text rev. Washington, DC: American Psychiatric Association.

[3] Barbieri, R. L. 2001. The initial fertility consultation: Recommendations concerning cigarette smoking, body mass index, and alcohol and caffeine consumption. *American Journal of Obstetrics and Gynecology* 185 (5): 1168–73.

[4] Barbieri, R. L., A. D. Domar, and K. R. Loughlin. 2000. *Six Steps to Increased Fertility: An Integrated Medical and Mind/Body Program to Promote Conception*. New York: Simon and Schuster.

[5] Begley, S. 2007. *Train Your Mind, Change Your Brain*. New York: Ballantine.

[6] Benson, H. 1983. The relaxation response: Its subjective and objective historical precedents and physiology. *Trends in Neurosciences* 6: 281–84.

[7] Benson, H., and W. Proctor. 2010. *Relaxation Revolution*. Scribner: New York.

[8] Borkovec, T. D., and E. Costello. 1993. Efficacy of applied relaxation and cognitive-behavioral therapy in the treatment of generalized anxiety disorder. *Journal of Consulting and Clinical Psychology* 61 (4): 611–19.

[9] Buck Louis, G. M., K. J. Lum, R. Sundaram, Z. Chen, S. Kim, C. D. Lynch, E. F. Schisterman, and C. Pyper.

2011. Stress reduces conception probabilities across the fertile window: Evidence in support of relaxation. *Fertility and Sterility* 95 (7): 2184–9.

[10] Centers for Disease Control and Prevention 2011. Infertility FAQs. http://www.cdc.gov/reproductivehealth/Infertility/index.htm#3.

[11] Dechanet, C., T. Anahory, J. C. Mathieu Daude, X. Quantin, L. Reyftmann, S. Hamamah, B. Hedon, and H. Dechaud. 2011. Effects of cigarette smoking on reproduction. *Human Reproduction Update* 17 (1): 76–95.

[12] DeRubeis, R. J., and P. Crits-Christoph. 1998. Empirically supported individual and group psychological treatments for adult mental disorders. *Journal of Consulting and Clinical Psychology* 66: 37–52.

[13] Dobson, K. S. 1989. A meta-analysis of the efficacy of cognitive therapy for depression. *Journal of Consulting and Clinical Psychology* 57 (3): 414–19.

[14] Domar, A. 2002. *Conquering Infertility*. New York: Viking.

[15] Domar, A., D. Clapp, E. Slawsby, J. Dusek, B. Kessel, and M. Freizinger. 2000. Impact of group psychological interventions on pregnancy rates in infertile women. *Fertility and Sterility* 73 (4): 805–11.

[16] Domar, A., and J. Nikolovski. 2009. Study showing link between stress and increased infertility, presented at the American Society for Reproductive Medicine's 65th Annual Meeting, Atlanta, October 19.

[17] Durham, R. C., J. A. Chambers, R. R. MacDonald, K. G. Power, and K. Major. 2003. Does cognitive-behavioral therapy influence the long-term outcome of generalized anxiety disorder? An 8–14-year follow-up of two clinical trials. *Psychological Medicine* 33: 499–509.

[18] Ebbesen, S. M. S., R. Zachariae, M. Y. Mehlsen, D. Thomsen, A. Hoejgaard, L. Ottosen, T. Petersen, and H. J. Ingerslev. 2009. Stressful life events are associated with a poor in-vitro fertilization (IVF) outcome: A prospective study. *Human Reproduction* 24 (9): 2173–82.

[19] Fedorcsák, P., P. O. Dale, R. Storeng, G. Ertzeid, S. Bjercke, N. Oldereid, A. K. Omland, T. Abyholm, and T. Tanbo. 2004. Impact of overweight and underweight on assisted reproduction treatment. *Human Reproduction* 19

(11): 2523–28.

［20］ Gendlin, E. T. 1981. *Focusing*. Rev. ed. New York: Bantam Dell.『フォーカシング』ユージン・T・ジェンドリン著、村山正治ほか訳、福村出版、１９８２年

［21］ Gottman, J., and N. Silver. 2000. *The Seven Principles for Making Marriage Work*. New York: Three Rivers Press.『結婚生活を成功させる７つの原則』ジョン・M・ゴットマン、ナン・シルバー著、松浦秀明訳、第三文明社、２００７年

［22］ Gould, R. A., M. W. Otto, M. H. Pollack, and L. Yap. 1997. Cognitive behavioral and pharmacological treatment of generalized anxiety disorder: A preliminary meta-analysis. *Behavior Therapy* 28 (2): 285–305.

［23］ Hakim, R. B., R. H. Gray, and H. Zacur. 1998. Alcohol and caffeine consumption and decreased fertility. *Fertility and Sterility* 70 (4): 632–37.

［24］ Hallowell, E. M. 1998. *Worry*. New York: Ballantine.

［25］ Hollon, S. D., R. J. DeRubeis, R. C. Shelton, J. D. Amsterdam, R. M. Salomon, J. P. O'Reardon, M. L. Lovett, P. R. Young, K. L. Haman, B. B. Freeman, and R. Gallop. 2005. Prevention of relapse following cognitive therapy vs. medications in moderate to severe depression. *Archives of General Psychology* 62: 417–22.

［26］ Kabat-Zinn, J. A., A. O. Massion, J. Kristeller, L. G. Peterson, K. E. Fletcher, L. Pbert, W. R. Lenderking, and S. F. Santorelli. 1992. Effectiveness of a meditation-based stress reduction program in the treatment of anxiety disorders. *American Journal of Psychiatry* 149: 936–43.

［27］ Luke, B., M. B. Brown, J. E. Stern, S. A. Missmer, V. Y. Fujimoto, R. Leach, and SART Writing Group. 2011. Female obesity adversely affects assisted reproductive technology (ART) pregnancy and live birth rates. *Human Reproduction* 26 (1): 245–52.

［28］ Manheimer, E., G. Zhang, L. Udoff, A. Haramati, P. Langenberg, B. M. Berman, and L. M. Bouter. 2008. Effects of acupuncture on rates of pregnancy and live birth among women undergoing in vitro fertilisation: Systematic review and meta-analysis. *British Medical Journal* 336 (7643): 545–49.

［29］ Nhat Hanh, Thich. 1993. *The Blooming of a Lotus: Guided Meditation for Achieving the Miracle of Mindfulness*. Translated by Annabel Laity. Boston: Beacon Press.『マインドフルの奇跡――今ここにほほえむ（からだの冒険こころの冒険）』ティク・ナット・ハン著、ウェッブ・オブ・ライフ訳、壮神社、１９９５年

［30］ Pennebaker, J. W. 2002. "Writing, Social Processes, and Psychotherapy: From Past to Future." In *The Writing Cure: How Expressive Writing Promotes Health and Emotional Well-Being*, edited by Stephen J. Lepore and Joshua M. Smyth. Washington, DC: American Psychological Association.

［31］ Pennebaker, J. W., J. K. Kiecolt-Glaser, and R. Glaser. 1988. Disclosure of traumas and immune function: Health implications for psychotherapy. *Journal of Consulting and Clinical Psychology* 56（2）: 239–45.

［32］ Roizen, M. ２０１１年7月1日付電子メールによる私信。

［33］ Seigel, D. J. 2010. *Mindsight*. New York: Bantam.『脳をみる心、心をみる脳：マインドサイトによる新しいサイコセラピー――自分を変える脳と心のサイエンス』ダニエル・J・シーゲル著、山藤菜穂子、小島美夏訳、星和書店、２０１３年

［34］ Sendak, M. 1963. Where the Wild Things Are. New York: Harper and Row.『かいじゅうたちのいるところ』モーリス・センダック著、じんぐうてるお訳、冨山房、１９７５年

❖原著者

バーバラ・ブリッツァー（Barbara Blitzer）

教育学修士、認定臨床ソーシャルワーカー（ＬＣＳＷ-Ｃ）および心理療法士の資格を持つ。ストレスを低減して妊娠力を高めるためにマインド・ボディ・テクニックのアプローチを心理療法に統合した先駆者で、全米不妊協会（ＲＥＳＯＬＶＥ）、さまざまな不妊クリニック、ワシントンＤＣにある自らのクリニック等でカウンセリングやセラピーを行っている。全米生殖医学会（ＡＳＲＭ）、全米不妊協会、全米ソーシャルワーカー協会、グレーターワシントン臨床ソーシャルワーク協会の会員。ワシントンポスト紙、ワシントン・ウーマン誌等にも寄稿している。著者のウェブサイトは、www.barbarablitzer.com

❖序文著者

ラファット・A・アバシ（Rafat A. Abbasi）

米国産科婦人科学会フェロー（ＦＡＣＯＧ）で、産科婦人科医および生殖内分泌・不妊治療における専門医資格を有しており、コロンビア・ファーティリティー・アソシエーツの生殖内分泌医、およびメリーランド州ベテスダのサバーバン・ホスピタルの婦人科部長を務めている。

❖監修者

久保春海（くぼ　はるみ）

日本産科婦人科学会専門医、日本生殖医学会生殖医療専門医、日本生殖医療心理カウンセリング学会生殖医療心理カウンセラーなどの資格を有し、現在東邦大学名誉教授、日本生殖医療心理カウンセリング学会名誉理事長、日本不妊予防協会理事長、渋谷橋レディースクリニック院長。

❖訳者

中里京子（なかざと　きょうこ）

主な訳書に『きっと上手くいく10の解決法』シリーズ（創元社）、『ハチはなぜ大量死したのか』（文藝春秋）、『不死細胞ヒーラ』（講談社）など。不妊・生殖補助医療に関する国際学会の事務局も担当している。

不妊《ふにん》ストレスにさようなら

幸《しあわ》せな妊娠力《にんしんりょく》を高《たか》めるマインド・ボディ・テクニック

2014年10月20日　第1版第1刷発行

著　者　バーバラ・ブリッツァー
監修者　久保春海
訳　者　中里京子
発行者　矢部敬一
発行所　株式会社　創元社
http://www.sogensha.co.jp/
本　　社　〒541-0047大阪市中央区淡路町4-3-6
TEL.06-6231-9010(代)
FAX.06-6233-3111(代)
東京支店　〒162-0825東京都新宿区神楽坂4-3
煉瓦塔ビル
TEL.03-3269-1051
印刷・製本　亜細亜印刷株式会社
造　本　上野かおる(鷺草デザイン事務所)
装　画　なかむら葉子
挿　絵　経真珠美

　ISBN978-4-422-11456-9　C0011